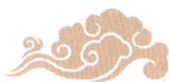

杏林散叶

——李成光名老中医临床经验集

主编　王　欢　李景君　何军雷

主审　李成光

中国中医药出版社

·北京·

图书在版编目（CIP）数据

杏林散叶:李成光名老中医临床经验集 / 王欢，李景君，何军雷主编. — 北京 ：中国中医药出版社,2016.1

ISBN 978-7-5132-2881-7

Ⅰ．①杏… Ⅱ．①王… ②李… ③何… Ⅲ．①中医学－临床医学－经验－中国－现代 Ⅳ．①R249.7

中国版本图书馆CIP数据核字（2015）第267260号

中 国 中 医 药 出 版 社 出 版

北京市朝阳区北三环东路28号易亨大厦16层

邮政编码 100013

传真 010 64405750

廊坊市三友印务装订有限公司印刷

各地新华书店经销

*

开本 880×1230 1/32 印张 6.5 彩页 0.25 字数 118 千字

2016 年 1 月第 1 版 2016 年 1 月第 1 次印刷

书号 ISBN 978-7-5132-2881-7

*

定价 28.00元

网址 www.cptcm.com

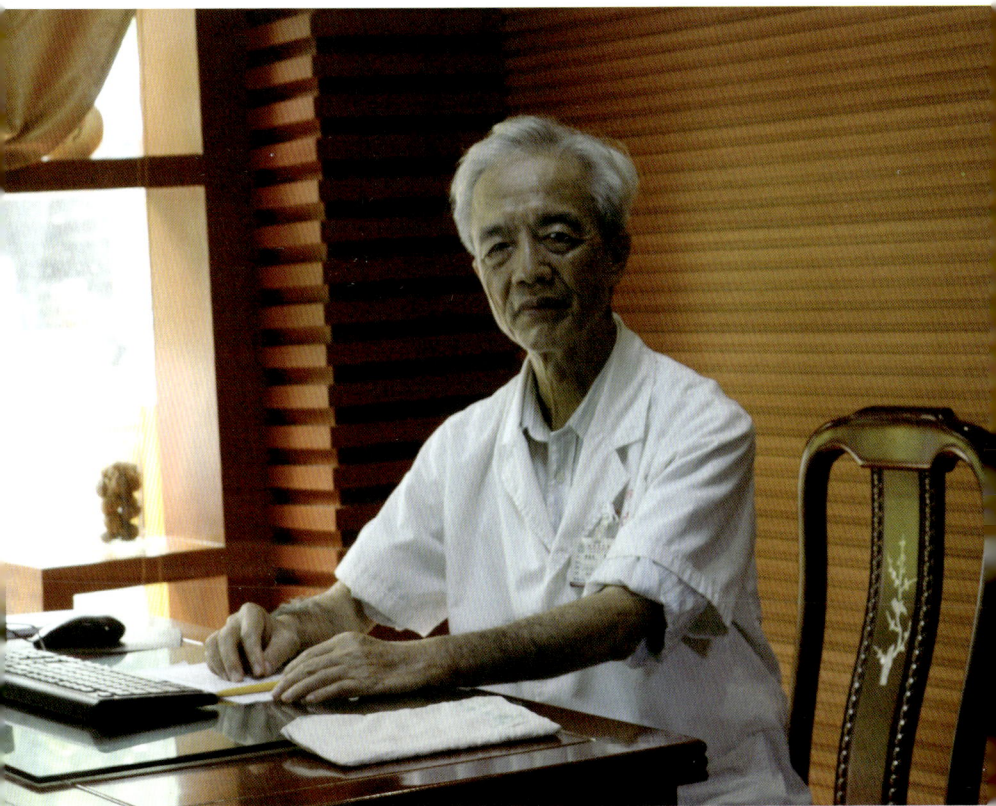

李成光教授

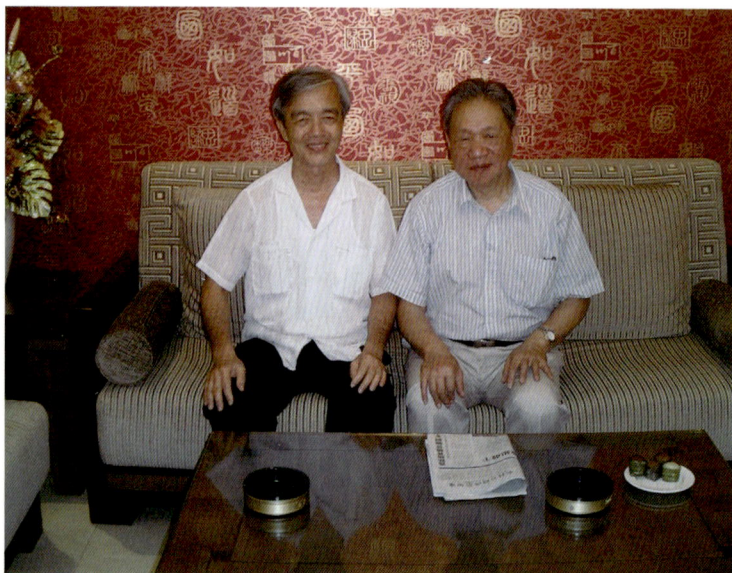

李成光教授与陈可冀院士合影

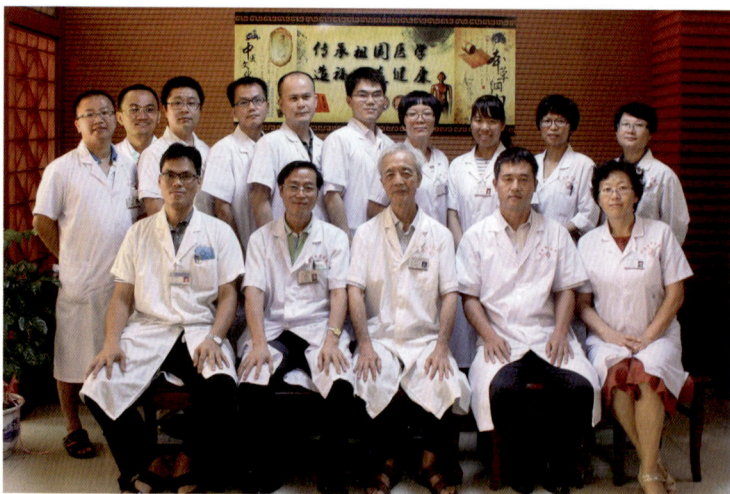

李成光教授与学生合影

编委会

前言

　　李成光名老中医系全国老中医药专家学术经验继承工作第四批、第五批指导老师，第四批优秀指导老师，海南省琼海市中医院主任医师，海南省名中医。李老出生于红色娘子军的故乡琼海，于1970年毕业于广州中医学院（现广州中医药大学）六年制医疗专业，迄今业医行道已逾40春秋，对内科杂病尤其是脾胃病的诊治积累了丰富的临床经验。他研读古籍，博览群书，重视经典理论学习，临证过程中认真总结经验，以《内经》及仲景学说为指导，继承和发扬金元名医李东垣、清代名医叶天士的脾胃学术思想，结合自己的临证心得，形成了独具特色的辨治脾胃病的学术思想和重视调理脾胃的辨证用药特点。吾等有幸成为李老的学生，长期伺诊抄方，耳濡目染临诊过程，受益颇丰。今我等搜集李老的临床医案、医论医话等编成此书，以飨同道，惠泽患者，奉献社会。

　　本书由李成光名医工作室全体成员在跟诊过程中所收集的病案及跟师心得汇集而成，共分为三个部分。第一部分为学术特点总结，此部分对李成光名老中医40余年的临床经验进行了详细介绍。第二部分为验案汇集，汇集了李老的经典医案，其中内科病23种，共76例；妇科病4种，共7例；男科病3种，共3例；五官科病10种，共11例；皮肤科病2种，共7例。全书以内科经验为主，每个病例均列有病名、就诊时间、主症、辨证、治法、选方用药、按语等，进行了深入的分析。第三部分为薪火传承，乃学生伺诊心得汇聚而成。

　　全书经李老详细审阅，但由于编者水平有限，虽竭力想全面、系统、详尽地介绍李老的学术思想和临床经验，然而总是体会不够深透，故不能全面地把李老的学术思想呈现给大家，不足之处敬请同道指出宝贵意见，以便再版时修订提高。

编者

2015 年 10 月

目 录

学术特点

临证验案

薪火传承

学术特点

一、继承百家崇东垣，擅治脾胃调百病

二、深谙温病重舌诊，内科杂病皆涉及

三、中医辨证以治本，西医辨病以治标

四、用药清灵，善用药对

五、知常达变，法无常法

李成光名老中医从医 40 余载，勤求古训，博采众方，兼收并蓄，在医学领域辛勤耕耘，取得丰硕成果。望闻问切辨证机，内外妇儿皆涉及；挽救生命于危急，震慑病邪于肆虐。起沉疴，救急症，疑难杂病，妙手回春。琼岛内外，求医者纷至沓来，无数病患尽开颜。

一、继承百家崇东垣，擅治脾胃调百病

李老精研医理，勤奋实践，兢兢业业，矢志不移，系统阅读中医经典论著，吸其精华，多闻博识，深领医理，圆通心法，穷极医源，博采前贤高论，参以己悟精思。于脾胃之识病、断证、立法、遣方、伍药、调护、摄养，颇具心得，治疗脾胃疾病，推崇李东垣但不拘泥于东垣。李老认为"脾胃内伤，百病由生"是东垣补土派学术思想的关键，但东垣之法详于补，而略于消，偏于补阳，而对胃之降浊功能及兼夹湿热者论述不详。李老强调治脾以升为主，调胃以降为要，尤需升降结合，分清病机，根据主次，随证施用。李老认为胃降脾才能升，而且岭南脾胃之疾多兼夹湿热，因此，常用黄连、蒲公英、苦参，或少量大黄降胃泻浊利湿。李老主持的"中医对消化性溃疡的认识和治疗"科研课题，提出中医用苦寒药清胃脘郁热治疗胃脘痛（包含消化性溃疡）比西医使用抗幽门螺杆菌药物治疗消化性溃疡早 7~8 个世纪的新论点，具有很高的学术价值；该课题的总结论文《从对消化道

溃疡的认识和治疗看中国医药学》在国内杂志发表，并被评为优秀论文。

李老继承和发扬金元名医李东垣的脾胃学术思想，并结合个人临证心得形成了独具特色的辨治脾胃病学术思想和重视调理脾胃的辨证用药特点。李老每以"善治病者，唯在调和脾胃"之旨为念，治疗杂病常从调理脾胃入手，用药常顺其升降之性。如治疗失眠用黄连温胆汤加减；治疗胸痹从脾胃论治，方用四君子汤合四逆散加减；治疗自汗、湿疹，方用甘露消毒丹加减等。

二、深谙温病重舌诊，内科杂病皆涉及

李老临床注重"三因"制宜，考虑海南地处岭南之隅，气候温暖潮湿，人体腠理疏松，所感之疾多兼夹湿热。因此，治疗外感疾病多从温病论治，慎用麻黄、桂枝、附子、细辛等辛温燥热之品。李老重视舌诊，根据舌诊判定湿重热轻、热盛夹湿或湿热并重，运用温病诸方加减治疗。如湿重于热，予三仁汤加减；湿热并重，予藿香正气散加减；热重于湿，予甘露消毒丹加减；外感风热，常用银翘散加减；上焦风毒咽喉肿痛，常用普济消毒饮；不明原因发热，证属湿热内郁少阳胆，予蒿芩清胆汤治疗；痰热内蕴之咳嗽，予清气化痰汤加减；小儿病毒性脑膜炎、肝性脑病昏迷，证属热闭者，常予安宫牛黄丸治疗等。

李老对中医治疗肾病颇有研究，经过长期的临床实

践与总结，认为中医治疗肾病，可以减少或避免西医西药（强的松等）的副作用，增强患者的免疫功能，长期坚持服药，对改善患者生活质量大有裨益，发表了《麻黄连翘赤小豆汤加减治疗急性肾小球肾炎42例疗效观察》《中医中药治疗小儿难治性肾病10例疗效观察》等相关论文。曾于1998年主持中医药治疗肾病综合征课题，认为本病虚实夹杂，寒热并见，病情复杂，应用补脾益肾、利水解毒通络法治疗。本课题认为本病当分期论治，浮肿期当从湿毒侵淫论治，方用麻黄连翘赤豆汤加减；浮肿消退者，从脾肾论治，常用参苓白术散或六味地黄丸加减，方中常加连翘、蒲公英祛除伏毒。

李老治疗痹证经验丰富，经过长期的临床观察，认为"寒痹易治，热痹难疗"，正如吴鞠通所言："寒痹势重，而治反易；热痹势缓，而治反难；实者单病躯壳，易治；虚者兼病脏腑夹痰饮腹满等证，则难治。"他治疗热痹常用自拟方清热祛痹汤加减（连翘、苦杏仁、姜黄、防风、秦艽、桑寄生、鸡血藤、海风藤、络石藤、土鳖虫、白术），该方由宣痹汤化裁而来，在宣痹汤基础上去防己、半夏之辛，加"三藤一虫"，鸡血藤、海风藤、络石藤、土鳖虫。藤类药易通利关节而达四肢；土鳖虫善走窜通达，搜风剔络，善深入经隧驱邪外出，通络止痛；白术健脾利湿。治疗寒痹常用独活寄生汤加减。治疗四肢麻木者，常用当归四逆汤加减。随症加减：颈椎病加葛根；

腰痛加杜仲、川续断；下肢痹痛加牛膝、木瓜；上肢痹痛加羌活；麻木者加天麻；疼痛较重者加延胡索；关节肿胀者加薏苡仁、晚蚕砂；因长期服药胃脘不适者，加木香、山药等。

李老曾主持儿科病房工作多年，对治疗小儿外感疾病、腹泻、急性肾炎、急性病毒性脑膜炎等，积累了丰富的经验，形成了自己的诊治特色。小儿乃"纯阳之体"，感邪易从热化，故外感咳嗽常从肺热论治，予麻杏石甘汤加减。小儿脏腑娇嫩，形气未充，用药不可孟浪，只需轻清灵动，如治疗小儿腹泻常用自拟方姜芩山子汤等。

李老在门诊中医治疗还涉及癫痫、肿瘤等疑难杂病。如在 2007 年，曾治定安县黄竹镇 56 岁的梁某，其因头晕头痛、恶心呕吐、视力差去医院检查。经头颅 CT 检查，在右侧小脑发现大小约 3.6cm×2.8cm 高度混杂密度灶，诊断为脑肿瘤，住某人民医院治疗 1 周，因疗效不佳而出院。后经朋友介绍找到李老，李老以"涤痰化瘀，扶正培本"法为主，经过 5 个多月的治疗，症状全部消失。复查头颅 CT，原先发现的高度混杂密度灶已缩小为 1.8cm 的低密度结节。随访 2 年，梁某生活自理，可参加体力劳动。

三、中医辨证以治本，西医辨病以治标

辨证论治是中医学之精髓。李老常云："无规矩不成方圆，中医学的规矩即辨证论治；中医治病是有规律

可循的，其规律在于辨证论治之中；中医之悟性是可以培养的，辨证论治是提高悟性的不二法门。"中医辨证以治本，西医辨病以治标"是其最大的学术特点。李老善于把理论和实践相结合，尤其强调中医辨证与西医辨病相结合，强调"中西医之间不隔着万里长城，也不隔着鸿沟"。尤其常将中医药理论与现代科学研究方法有机结合，将中草药药理研究成果和西医病理药理学相结合来解释临床问题。在辨证论治立法选方后，根据临床伴随症状或西医诊断加入现代药理研究疗效确切的中药，常达到画龙点睛之妙。如急慢性胃炎或胃十二指肠溃疡常加黄连配蒲公英；结肠炎常加黄连配苦参；急慢性前列腺炎常加白花蛇舌草及王不留行；肾病常加连翘等。2010年5月，48岁的琼海大坡王某，上腹部疼痛多年，经胃镜检查，在胃窦部发现一个约 11mm×8mm 的溃疡，经李老按此种方法调治，半月后症状明显缓解，后复查胃镜，胃窦部溃疡病灶消失。

李老曾拿六味地黄丸举例，现代药理研究发现"六味地黄丸"对西医糖尿病、尿崩症、肝病、失眠、肾病等 10 种疾病有明确疗效，治疗上可考虑配合应用。还有如茵陈蒿汤对病毒性肝炎（阳黄）效果确切，中药药理研究发现其除利胆等作用外，还能诱生干扰素。李老认为老年男性患者心动过缓，用温阳法总比用阿托品稳妥，因为老年男性常伴慢性前列腺肥大等。

四、用药清灵，善用药对

李老临床用药清灵，清灵者，轻清灵动故也！一者由药物本身性质决定，芳香理气之品（如砂仁、厚朴、木香等）、质轻中空之品（如蝉蜕、通草等）、苦寒攻伐之品，用量均宜少，控制在 3 ~ 6g；二者由患者体质决定，如年老体弱者、久病体虚者、大病初愈者，虽以虚为主，但应小量频服，补而不滞；三者药物配伍当动静结合，在活血通络、重镇安神或补益之品中少佐理气行气之药等；四者用药如用兵，兵贵神速，药贵精专，李老反对大方迭进，一味垒药，其处方用药一般为12味左右。

李老精研药物性味归经，对药物的运用颇有心得，如鸡血藤代替当归使用，用二至丸代替山萸肉，川贝代替白前等。李老认为在掌握中药的性味归经基础上，应该参考现代药理研究，加深对中药的认识，而且强调辩证地看待现代药理研究，不可全信亦不可不信，必须经过自己临床实践体会，方能有所得。对于药物的配伍，擅用药对，或相须为用，或寒热并用，动静结合，或一散一收，或一升一降，如黄连配蒲公英、黄连配苦参、三藤一虫等。

五、知常达变，法无常法

临床症状千变万化，法贵乎活，犹如兵法有堂正之师，有奇谲之法。李老时时提醒我们，除了掌握常用之法外，还必须注意收集变法，变法就像皇冠上的宝石，变法掌握得多，临床将会更加得心应手；但变法也不能摆脱辨证论治之规矩，不能天马行空，随心所欲。李老临床治疗咳嗽，效果不佳或不愈者，常在百白止嗽散中反佐细辛或干姜化饮而获效。临床应用麻黄连翘赤豆汤，常用紫苏叶代替麻黄。还有男科常见不育等症，诸家皆大补重补肾精肾阳，似有迎合病家之意，但细心辨证，常有下焦湿热留恋不解之象，因此补肾不可过早过猛，同时必须兼有清热利湿之品。曾治慢性咽炎患者，予六味地黄丸长期口服而治愈。由半夏泻心汤辛开苦降之法治疗痞证，而悟出自拟方姜芩山子汤治疗婴幼儿腹泻。

李成光老中医几十年如一日，孜孜不倦地从事临床医疗和带教工作，不仅在学术上刻苦钻研，勇于创新，而且在临床带教工作中与时俱进，敢为人先。他常说"中医的生命力在于疗效"，并自书"惟医学半"横幅（《尚书》云"惟教学半"）悬挂于诊室当座右铭，意在强调临床实践的重要性，用"纸上得来终觉浅，绝知此事要躬行"勉励年轻中医师。李老为传承与发展中医药事业呕心沥血，做出了突出的贡献。

临证验案

内科病 五官科病

妇科病 皮肤科病

男科病

—— 内科病 ——

一、脾胃系病证

（一）胃脘痛

验案 1　胃脘痛（慢性浅表性胃炎）

钟某，女，25 岁。

【初诊】2013 年 7 月 18 日：反复上腹部隐痛 10 年余，再发 1 周，脐周胀，稍嗳气，无泛酸，口渴喜饮，口苦，纳差，小便黄，大便一般，睡眠尚可。舌边尖红，中间苔微黄，脉弦。胃镜示"慢性浅表性胃炎"。

辨证：肝胃不和。

治法：疏肝和胃。

选方：疏肝和胃汤加减。

药物组成：柴胡 10g，白芍 15g，枳壳 10g，甘草 10g，黄连 5g，蒲公英 15g，佛手 10g，木香 5g，白术 10g，佩兰 10g，竹茹 5g，芦根 15g，神曲 10g，砂仁 5g（后下）。5 剂。

【二诊】2013 年 7 月 23 日：服用 5 剂后症状基本消失，继服 5 剂巩固疗效。

【按语】叶天士云："肝为起病之源，胃为传病之所，治脾胃必先制肝。"李老临证辨治脾胃病，多注重对肝的调理，强调疏肝健脾、理气和胃的重要性。其认为胃脘痛总的病机为肝胃不和,治疗当以和为贵,需疏肝和胃。李老认为,但凡脘腹部胀痛,病程不长,舌苔不厚腻者,均以疏肝和胃汤为基本方治疗。此方以四逆散加味而成,其药物组成为:柴胡、白芍、枳壳、生甘草、木香、佛手、黄连、蒲公英、白术,随症加减。李老以枳壳易枳实,取果实老者,其力偏缓,功在理气宽中、消胀除满,且枳壳中空,胃肠亦中空,取其比类之义;生甘草缓急止痛、调和诸药,并能清热解毒,而炙甘草性偏温,对于脾胃虚损如消化道溃疡类,则可以炙甘草健胃和中;木香、佛手为理气止痛药,能宣发肝气之郁结,有利于胃气之下降;黄连、蒲公英清热解毒,西医研究其有抗炎、抗幽门螺杆菌、保护胃黏膜的功效;白术健脾,兼能化湿,有扶土抑木之功,使祛邪而不伤正;因患者脐周胀,故加入砂仁行气除胀;口渴喜饮,故加入芦根清热生津止渴;口苦,故加入竹茹清胆热;纳差,故加入神曲开胃消食;患者小便黄、苔微黄,故加入佩兰清热化湿。5剂药后患者症状基本消失,疗效显著。

验案 2　胃脘痛（慢性浅表性胃炎）

陈某,女,25 岁。

【初诊】2011 年 10 月 13 日:左上腹胀痛 3 月余,嗳气,无反酸,口干,无口苦,食欲一般,大便正常。舌略红,白苔,脉弦细。胃镜示:慢性浅表性胃炎伴糜烂。

辨证:肝胃不和。

治法：疏肝理气，和胃降逆。

选方：疏肝和胃汤加减。

药物组成：柴胡 10g，白芍 15g，枳壳 10g，生甘草 10g，黄连 5g，蒲公英 15g，佛手 10g，木香 5g，白术 10g，紫苏梗 10g，芦根 15g，莱菔子 10g。5 剂。

【二诊】2011 年 10 月 18 日：上腹痛明显减轻，无嗳气。继续上方 5 剂口服，后症状基本消失。

【按语】李老认为临床中患者表现为胃脘痛而无舌苔黄腻，多为肝胃不和证，治疗用此方效果显著。方中柴胡疏肝；白芍敛肝阴，柔肝止痛；枳壳、木香理气止痛；黄连清中焦之热；蒲公英清热；白术健脾；苏梗理气宽中；芦根生津；莱菔子消食除胀降气，共奏"疏肝和胃"之功。

验案 3　胃脘痛

黄某，女，40 岁。

【初诊】2012 年 5 月 2 日：剑突下胀痛近 1 周，伴有嗳气，饥时无空虚感，嗳气、泛酸，食欲一般，大便正常，舌略红，白苔，脉弦。曾行胃镜检查提示有慢性胃炎，Hp（＋），曾服西药奥美拉唑、猴头菌提取物颗粒治疗，症状改善不明显。

辨证：肝胃不和。

治法：疏肝理气。

选方：疏肝和胃汤加减。

药物组成：柴胡 10g，白芍 15g，枳壳 10g，甘草

10g，黄连 5g，蒲公英 15g，佛手 10g，木香 5g，白术
10g，薏苡仁 15g，半夏 5g。5 剂。

【二诊】2012 年 5 月 7 日：诉剑突下已无明显胀痛，
稍有嗳气、泛酸，舌脉同前。加海螵蛸 15g，5 剂。

【三诊】2012 年 5 月 12 日：剑突下无胀痛不适，
无嗳气、泛酸；舌脉同前。嘱患者继续服 5 剂以巩固疗效，
并嘱忌辛辣、生冷、油腻之品。

【按语】《景岳全书·心腹痛论治》曰："胃脘痛
证，多有因食、因寒、因气不顺者，然因食因寒亦无不
皆关于气。盖食停则气滞，寒留则气凝，所以致痛之要，
但察其果属实邪，皆当以理气为先。"本例患者肝气不舒，
邪热内陷，肝胆郁热，横逆犯胃，故有疼痛、嗳气、泛酸。
方中以四逆散疏理肝气，黄连、蒲公英清解肝胃之郁热，
佛手、木香助四逆散以行疏肝之气，白术益气健脾，薏
苡仁健脾渗湿，半夏、海螵蛸降逆制酸。肝气舒则胃气顺。
李老认为胃脘痛的病位在胃，但与脾相表里，而肝为刚脏，
性喜条达，主疏泄，故与肝脾有密切的关系。本方以疏
肝和胃汤为基础方，伴恶心、嗳气者加半夏 5g；伴泛酸、
易饥等胃酸过多者，加海螵蛸 15g；伴纳差者，可加神
曲 10g，麦芽 15g；伴腹胀重者，加砂仁 5g（后下），白
蔻仁 5g。

验案 4　胃脘痛

杜某，女，58 岁。

【初诊】2014年10月6日：上腹部胀痛2周。上腹部胀痛，嗳气，无泛酸，肠鸣，口苦，口干，纳可，大小便正常。舌红，苔黄腻，脉弦滑。

辨证：脾胃湿热。

治法：清利湿热。

选方：甘露消毒丹加减。

药物组成：白豆蔻5g，藿香10g，绵茵陈10g，薏苡仁30g，黄连5g，蒲公英20g，佩兰10g，石菖蒲5g，白术10g，防风10g，木香5g，半夏10g。7剂。

【二诊】2014年10月13日：服药后上腹部无胀痛，无嗳气，无肠鸣，无口苦，纳香，眠可；舌略红，苔微黄，脉弦滑。继服上方7剂以巩固疗效。

【按语】李老治疗慢性浅表性胃炎、胃糜烂、胆汁反流性胃炎、胃溃疡、十二指肠溃疡，多辨证为肝胃不和证、脾胃湿热证和脾虚湿阻证。胃痛明显者，辨为肝胃不和；胃胀满，口苦，苔黄厚腻者，辨为脾胃湿热；胃脘隐隐不适，口淡者，辨为脾虚湿阻证。本例患者上腹胀痛，口苦，苔黄腻，辨为脾胃湿热证，热重于湿，故以甘露消毒丹加减治疗。方中藿香、佩兰和石菖蒲芳香化湿，开胃醒脾；半夏、白豆蔻温中燥湿；薏苡仁淡渗利湿；黄连、绵茵陈清热燥湿；木香理气祛湿；蒲公英清热解毒、利水除湿；防风祛风除湿；白术健脾祛湿。方中之药均能除湿，使湿邪无所藏，故患者服后疗效明显。

（二）腹痛

验案 1　腹痛（小儿肠系膜淋巴结肿大）

何某，男，9 岁。

【初诊】2013 年 5 月 21 日：反复脐周疼痛 2 年余。患者反复脐周疼痛，为隐隐闷痛，程度不重，持续几小时到十几个小时不等，疼痛与进食无关，不欲饮食，小便正常，大便尚正常，睡眠正常。舌边红，微黄苔。脐周有按压痛。腹腔彩超考虑肠系膜多发淋巴结肿大，2013 年 3 月 12 日本院 B 超提示大者 12.9mm×4.6mm，2013 年 3 月 15 日海口市妇幼保健院 B 超提示大者 17mm×6mm。胃镜示慢性浅表性胃炎伴胆汁反流。

辨证：肝脾不和。

治法：疏肝健脾。

选方：四逆散加减。

药物组成：柴胡 8g，白芍 10g，枳壳 8g，甘草 5g，黄芩 10g，木香 5g，白术 8g，薏苡仁 10g，神曲 8g，川贝母 8g，夏枯草 10g，白花蛇舌草 10g，麦芽 10g。5 剂。

【二诊】2013 年 5 月 27 日：无腹痛，舌边红，微黄苔。继续服用上方 5 剂。

【三诊】2013 年 6 月 1 日：偶有脐周疼痛，疼痛时间短，不超过半小时，舌边红，微黄苔。继续服用上方 5 剂。

【四诊】2013 年 6 月 6 日：无腹痛，舌边红，微黄苔。继续服用上方10剂。

2013年6月18日：患者家属代诉患儿无腹痛，复查腹腔彩超（2013年6月16日）未见异常。后随访未复发。

【按语】小儿脐周疼痛多见，李老根据多年临床经验，认为小儿脐周疼痛除去常见胃肠道疾病外，多与肠系膜淋巴结肿大有关。本例患儿脐周疼痛，李老从肝脾不和着手辨证。脾主运化，肝主疏泄，肝脾生理上关系密切，病理上相互影响。脾的运化有赖于肝的疏泄，肝的疏泄功能正常，则促进脾胃运化，使脾胃运化功能正常，此即"土得木则达"。《血证论·脏腑病机论》云："木之性主于疏泄，食气入胃，全赖肝木之气以疏泄之，而水谷乃化。"肝失疏泄，无以助脾之升散，胃之和降，影响脾胃功能，则引起"木不疏土"。故治疗脾胃病又必须结合调肝。李老治疗脾胃病多立足脾胃，注重调肝。本例患儿脐周疼痛，李老辨肝脾不和，予以疏肝健脾治疗，处方以四逆散加味，并结合西医诊断配以夏枯草、川贝等清热化痰散结药物。患者服用中药5剂后无疼痛，服用15剂后疼痛完全消失，后坚持服用25剂，淋巴结肿大消失，且未复发，疗效显著。李老临证时如患儿疼痛严重，则配合金铃子散。方中黄芩本应是黄连，改用黄芩为李老小儿用药特色，因黄连较黄芩更为苦寒，恐小儿难下咽而吐，故以黄芩易黄连。

验案 2　腹痛

王某，男，50 岁。

【初诊】2013 年 9 月 27 日：脐周隐痛 20 年，腹痛则泻，腹胀，食欲不振，大便溏烂，有少许黏液。舌淡红，有齿痕，白苔厚，脉弦缓。平素情志抑郁，善太息。

辨证：肝脾不和。

治法：疏肝理气健脾。

选方：四逆散加减。

药物组成：柴胡 10g，枳壳 10g，白芍 15g，甘草 10g，黄连 5g，苦参 10g，佛手 10g，木香 10g，白术 10g，白豆蔻 10g，防风 10g，薏苡仁 10g，陈皮 10g。5 剂。

【二诊】2013 年 10 月 4 日：上症基本缓解。继服 5 剂巩固疗效，嘱其注意饮食、调节情志。

【按语】肝气条达有助于脾的运化功能，脾气健运也有助于肝的疏泄。气机郁滞，肝失条达，则情志抑郁，善太息；脾失健运，运化失司，湿邪中阻则食欲不振，腹胀便溏；肝气横逆犯脾，气机阻滞，健运失职，则发作性腹痛、腹泻，病情发作轻重，每与情绪有关。本方重在疏肝理气，肝气条达，脾得健运，肝脾调和，诸症皆愈。

验案 3　腹痛（结肠炎）

何某，女，35 岁。

【初诊】2010 年 5 月 17 日：饭后左下腹疼痛、欲大便 1 年。患者每当饭后出现左下腹疼痛、欲大便，大便不稀，有黏液，无出血，近期大便稍硬，胃纳正常。舌淡红，薄白苔，脉弦细。2011 年肠镜示"结肠炎"。

辨证：肝郁脾虚，肝脾不和。

治法：疏肝健脾。

选方：四逆散合四君子汤加减。

药物组成：柴胡 10g，枳壳 10g，白芍 15g，甘草 10g，黄连 5g，蒲公英 15g，佛手 10g，木香 10g，白术 10g，党参 15g，白花蛇舌草 15g。5 剂。

【二诊】2010 年 5 月 28 日：饭后已不欲解大便，仍有少许黏液，左下腹已无疼痛，大便不硬；舌脉同上。上方加白头翁 15g，5 剂。服后患者症状基本消失，大便也无黏液。

【按语】患者素体脾胃虚弱，运化失司，无力升清，故饭后欲大便；肝脾不和，故左下腹疼痛。李老从肝郁脾虚，肝脾不和入手，予以四逆散合四君子汤，并配合木香、佛手疏肝理气，黄连、蒲公英、白花蛇舌草清热解毒利湿，故 10 剂药后症状消失，疗效显著。

验案 4　腹痛

李某，女，49 岁。

【初诊】2008 年 5 月 3 日：左上腹胀痛不适 5 天。患者诉服用妇科消炎药后出现腹痛，饥时明显，嗳气频繁，食欲、睡眠一般，大便稍溏。舌淡红，白苔，脉弦细。

既往有"胃溃疡"病史。

辨证：肝郁脾虚。

治法：疏肝健脾。

选方：四逆散合四君子汤加减。

药物组成：柴胡 10g，白芍 15g，枳壳 10g，甘草 10g，党参 15g，白术 10g，茯苓 15g，海螵蛸 15g，半夏 10g，木香 5g，蒲公英 15g。5 剂。

【二诊】2008 年 5 月 8 日：左上腹疼痛减轻，嗳气减少，大便成形，舌脉同前。守上方，继续服 5 剂。

【三诊】2008 年 5 月 13 日：腹痛、嗳气症状全部消失，大便成形，食量较前增加，舌脉同前。继服上方 5 剂，嘱患者忌辛辣、生冷、油腻之品。

【按语】古人云："痛责之于肝，泄责之于脾。"肝气郁滞，气机升降失调，故而出现脘腹胀痛；肝木克脾土，脾气亏虚则有大便溏泄，饥时腹痛明显。故予四逆散疏理肝气；四君子汤健脾除湿，扶土抑木；半夏、海螵蛸降逆制酸；蒲公英清解肝经之郁热；木香助四逆散以加强行气之功。肝气舒，脾土健则诸病皆除。李老治疗腹痛善以四逆散为基础方，脾虚加四君子汤；伴疼痛较重者，可加延胡索 10g，川楝子 10g；夹湿邪者，可加茯苓 15g，薏苡仁 15g；伴矢气、肠鸣者，加防风 10g；伴大便带黏液者，加苦参 10g；伴肛门热者，加地榆 10g。

验案5　腹痛（肝硬化、胃食管静脉曲张）

林某，女，56岁。

【初诊】2011年11月7日：脐上疼痛，饥时明显，少嗳气，尿不黄，食欲一般。舌边红，白苔，脉弦细。曾就诊西医，诊断：肝硬化、胃食管静脉曲张。腹部B超示：肝实质增粗。

辨证：脾虚肝郁，气滞血瘀。

治法：健脾疏肝，化瘀散结。

选方：四君子汤合逍遥散加减。

药物组成：党参15g，白术10g，茯苓15g，生甘草10g，当归5g，白芍15g，赤芍15g，郁金15g，丹参15g，茵陈10g，生薏苡仁15g，鳖甲20g，怀山药15g，海螵蛸15g，白花蛇舌草15g。7剂。

【二诊】2011年11月14日：上症减轻，胁部稍痛，食欲一般。舌边红，白苔，脉弦细。上方加桑椹15g，麦冬15g，7剂。药后疼痛基本缓解。

【按语】患者"脐上疼痛，饥时明显"提示脾虚，故予四君子汤益气健脾；本例一大特色为二芍同用，取白芍养血敛阴，疏肝止痛；取赤芍化瘀止痛。中医为意像思维，现代医学里"纤维化的"概念可类比中医里的"瘀"及"痰凝"。肝硬化病理本质为肝纤维化，故肝硬化者多有"瘀"以及"痰凝"。故治疗肝硬化时可予

"健脾化痰，软坚散结，活血化瘀"之法。此例予党参、白术、怀山药、甘草、茯苓等健脾之品；当归养血活血；郁金疏肝行气、活血、利湿；丹参活血止痛；茵陈、生薏苡仁清热利湿；鳖甲滋补肝肾、软坚散结。

验案 6 腹痛

符某，女，75 岁。

【初诊】2006 年 10 月 12 日：腹部闷痛 1 个月，大便稀溏，伴有黏液，无明显肠鸣，无呕吐，胃纳欠佳，小便稍黄。舌边红，苔白微黄，脉弦缓。患者平素喜食肥甘厚味。

辨证：脾胃湿热。

治法：清热利湿。

选方：藿香正气散加减。

药物组成：藿香 10g，紫苏梗 10g，陈皮 10g，茯苓 15g，白术 10g，厚朴 5g，蒲公英 15g，黄连 5g，神曲 10g，苦参 10g，法半夏 5g。3 剂。

【二诊】2006 年 10 月 14 日：服药后，腹部闷痛减轻，大便无黏液，但每日 4～5 次，稀溏。舌边红，苔白较厚，脉弦缓。上方加薏苡仁 15g，石榴皮 10g，木香 5g，3 剂。

【三诊】2006 年 10 月 17 日：腹部闷痛消失，大便成形。继服上方 3 剂巩固。

【按语】结合患者腹部闷痛、大便稀溏伴有黏液、舌边红、苔黄，考虑为脾胃湿热；因长期饮食不节，过食肥甘，酿成湿热，内蕴脾胃。以藿香正气散加减，清热利湿。黄连、苦参清热燥湿，此为李老治疗大便带有黏液的常用药对。患者二诊时大便已无黏液，但大便次数多，故加薏苡仁健脾利湿，石榴皮涩肠止泻而不留邪。李老临证遇腹痛而湿热症状不明显的患者，则喜用四逆散加味治疗。

（三）痞满

验案 1　痞满（慢性浅表性胃炎）

李某，女，24 岁。

【初诊】2013 年 6 月 3 日：上腹部饱胀 1 年余，无明显疼痛，嗳气，无泛酸，口苦，纳差，小便黄，大便干结难解。舌红，苔微黄较厚，脉弦滑。胃镜示慢性浅表性胃炎。

辨证：脾胃湿热。

治法：清热祛湿，消痞除满。

选方：藿香正气散加减。

药物组成：藿香 10g，苏梗 10g，陈皮 10g，茯苓 15g，白术 10g，厚朴 5g，薏苡仁 15g，黄连 5g，蒲公英 15g，神曲 10g，麦芽 15g，竹茹 5g，大黄 3g（后下）。3 剂。

【二诊】2013 年 6 月 6 日：上腹部无饱胀，时有嗳气，口稍苦，胃纳改善，小便稍黄，大便仍干，舌略红，微黄苔，脉弦滑。继服上方，改大黄为5g（后下），5剂。

2013年6月11日随访：上腹部无饱胀感，无嗳气，无口苦，胃纳基本正常，小便稍黄，大便不干。

【按语】痞满病名首先见于《伤寒论》149条曰："但满而不痛者，此为痞。"《兰室秘藏·中满腹胀》曰："脾湿有余，腹满食不化。"脾为湿土，喜燥而恶湿，脾胃病易夹湿。李老临证结合海南本土气候特点及南方人体质因素，辨腹胀多从湿入手，脾胃湿热、脾胃湿阻、脾虚夹湿证型较多，以治湿为法，或清热祛湿，或芳香化湿，或健脾利湿，方用甘露消毒丹、藿香正气散或参苓白术散，随症加减。方中加用黄连、蒲公英清热利湿，西医证实其有消炎、保护胃黏膜作用；如湿热明显加佩兰；大便干结，加大黄；口苦明显加竹茹，疗效显著。

验案2　痞满

杨某，女，29岁。

【初诊】2010年2月4日：反复腹胀满1年余，进食后加重，嗳气，泛酸，有灼热感，无腹痛，无口苦，无恶心、呕吐，食欲欠佳，大便易溏。舌红，苔微黄较厚，脉弦缓。平素嗜食肥甘厚腻。

辨证：脾胃湿热。

治法：清热化湿。

选方：藿香正气散加减。

药物组成：藿香 10g，紫苏梗 10g，陈皮 10g，茯苓 15g，白术 10g，厚朴 5g，黄连 5g，蒲公英 15g，法夏 10g，佩兰 10g，神曲 10g，薏苡仁 15g。3 剂。

【二诊】2010 年 2 月 8 日：上症明显缓解，舌脉同前。继续服用上方 3 剂而愈。

【按语】痞满首辨虚实，其次辨寒热。本案例因患者过食肥甘，酿成湿热，内蕴脾胃，中焦气机不利，升降失常，而出现腹胀、嗳气、泛酸、大便溏、舌红、苔微黄较厚等，考虑脾胃湿热并重。李老指出如脾胃湿热并重，予藿香正气散加减；热偏重，予甘露消毒丹加减。临证中李老常加黄连、蒲公英清中焦脾胃之热；腹痛、肠鸣，加木香、防风；舌苔厚腻，常加佩兰、薏苡仁等。

验案 3　痞满

吴某，女，66 岁。

【初诊】2011 年 10 月 13 日：反复腹部胀闷半年，伴恶心、呕吐，食欲欠佳，大便溏烂，有黏液。舌略红，白苔，脉弦缓。

辨证：脾胃湿热。

治法：清热祛湿。

选方：藿香正气散加减。

药物组成：藿香 10g，苏梗 10g，陈皮 10g，茯苓 15g，白术 10g，厚朴 5g，黄连 5g，苦参 10g，法夏 10g，木香 10g，神曲 10g，生薏苡仁 15g。3 剂。

【二诊】2011 年 10 月 17 日：药后上症减轻，睡眠欠佳，遂上方基础加远志 10g，5 剂。后症状基本缓解。

【按语】患者腹部胀闷，伴恶心、呕吐，口苦，食欲欠佳，大便溏烂，可见病位主在脾胃；胀闷、恶心、呕吐、大便溏烂有黏液、白苔说明病性以湿为主，口苦、舌略红说明湿中夹热，湿热胶着，而湿重热轻，故予藿香正气散加减清热祛湿。方中藿香芳香化湿，辟秽止呕；苏梗醒脾宽中，行气止呕；陈皮、厚朴燥湿；白术益气健脾；茯苓、生薏苡仁利水渗湿；黄连清脾胃之热；苦参清热燥湿；法夏燥湿，降逆止呕；木香行气；神曲消食和胃除胀，诸药合而共奏"清热祛湿，健脾和胃"之功。

验案 4　痞满（慢性糜烂性胃炎伴胆汁反流）

王某，女，65 岁。

【初诊】2009 年 10 月 9 日：上腹部痞胀 1 年，无明显腹痛，两胁稍胀，口苦，稍嗳气，大便约 3 天 1 解，不硬，胃纳一般，睡眠欠佳。舌红，微黄苔，脉弦。胃镜示：慢性隆起糜烂性胃炎伴胆汁反流，十二指肠球部息肉。

辨证：肝胃不和。

治法：疏肝和胃。

选方：自拟疏肝和胃汤加减。

药物组成：柴胡 10g，白芍 15g，枳壳 10g，甘草 10g，黄连 5g，蒲公英 15g，佛手 10g，木香 5g，白术 10g，薏苡仁 15g，半夏 5g，合欢皮 15g，首乌藤 15g。5 剂。

【二诊】2009 年 10 月 15 日：上症基本缓解。继服上方 5 剂巩固疗效。

【按语】李老认为，同是痞满，如舌苔厚则该从脾胃湿热辨证，舌苔不厚者则可从肝胃（脾）不和辨证。本案例与上案例同为痞满，但不同的是患者有两胁稍胀、睡眠不佳、苔不厚、脉不滑，故考虑肝郁气滞，横犯脾胃，致胃气阻滞而成之痞满。李老从肝经气滞，郁而化火，肝胃不和辨证，以治疗肝胃不和之经验方疏肝和胃汤治疗，体现了李老临证同病异治的特点。

验案 5　痞满

陈某，女，57 岁。

【初诊】2014 年 9 月 26 日：腹胀 1 年余，无明显腹痛，乏力，胁肋胀痛，口淡，纳呆，大便溏，黏滞不爽，小便略黄，双下肢无水肿。舌淡红，苔白，脉弦细。腹部彩超提示：肝硬化，轻度腹水。

辨证：脾虚肝郁。

治法：健脾疏肝。

选方：四君子汤合四逆散加减。

药物组成：太子参 15g，白术 10g，茯苓 15g，甘草 10g，柴胡 10g，白芍 15g，枳壳 10g，丹参 15g，白花蛇舌草 15g，半夏 5g，木香 5g，鳖甲 30g，猪苓 15g，薏苡仁 15g。7 剂。

【二诊】2014 年 10 月 6 日：上述症状明显好转，稍口苦。原方加竹茹 5g，7 剂。

【按语】肝属木，脾属土，肝主疏泄，脾主运化；木旺则土松，脾土贫瘠则肝木不长；肝疏泄正常，则气机通畅，脾健才能运化饮食水谷，升清降浊正常运转。否则脾胃运化失司，水湿易阻滞中焦。患者腹胀、乏力、便溏，为脾虚之象；胁肋胀痛、脉弦，为肝郁之象，合而辨为脾虚肝郁。方中党参、白术、茯苓、甘草为四君子汤，能健脾益气；柴胡、白芍、枳壳、甘草为四逆散，能疏肝理气。木香理气健脾，薏苡仁利湿健脾，猪苓利水祛湿，丹参、鳖甲活血化瘀、软坚散结，全方健脾祛湿、疏肝理气、活血散结，疗效明显。

（四）泄泻

验案 1　泄泻（结肠息肉）

陈某，男，39 岁。

【初诊】2008 年 10 月 16 日：反复腹泻 20 余年，复发 5 天，2～3 次/日，大便溏烂，偶有黏液，伴有腹痛，程度不重，无肠鸣，食欲一般，小便黄。舌略红，微黄苔厚稍腻,脉弦滑。2013年4月10日肠镜示结肠多发息肉,已摘除, 内痔。

辨证: 脾胃湿热。

治法: 清热化湿。

选方: 藿香正气散加减。

药物组成: 藿香10g, 苏梗10g, 陈皮10g, 茯苓10g, 白术10g, 厚朴5g, 黄连5g, 蒲公英15g, 薏苡仁15g, 佩兰10g, 木香10g, 蚕砂15g。5剂。

【二诊】2008年10月23日: 5剂药后症状明显好转, 大便先成形后稍溏,1~2次/日, 腹痛已不明显, 舌略红, 微黄苔较厚, 脉弦滑。继服上方5剂。后无腹泻, 无腹痛, 大便基本成形。

【按语】患者大便溏有黏液、小便黄、舌略红、黄厚腻苔均为湿热内蕴之象。湿热内蕴, 郁阻中焦, 导致脾胃升降功能失调。李老从脾胃湿热辨证, 以藿香正气散加减清热化湿。《素问·风论》曰: "久风入中, 则为肠风飧泄。"提出由风引起泄泻, 故风药在治疗泄泻中历来为诸多医家所推崇。治疗泄泻加入风药, 以调理气机、生发阳气、疏肝解郁。蚕砂清热祛湿, 兼祛风, 为李老的用药特色。蚕砂是蚕食桑后排泄出来的粪便, 春蚕蚕砂为早蚕砂, 秋蚕蚕砂为晚蚕砂, 晚蚕砂入药效果较好。李老在本方中加入此药, "以其浊化其清",

既能清利肠道湿热，又能祛肠道内风，故 10 剂药后患者腹痛、腹泻消失，疗效显著。

验案 2　泄泻（肠道感染、溃疡性结肠炎）

林某，男，39 岁。

【初诊】2011 年 10 月 20 日：反复腹泻 1 个月，5～6 次 / 日，无黏液，伴有腹部胀痛不适，口干，口苦，无恶心、呕吐，胃纳欠香，小便尚可。舌红，微黄苔较厚，脉弦缓。曾在海南省人民医院住院治疗，诊断为"肠道感染、溃疡性结肠炎"。

辨证：脾胃湿热。

治法：清热利湿。

选方：藿香正气散加减。

药物组成：藿香 10g，苏梗 10g，陈皮 10g，茯苓 15g，白术 10g，厚朴 5g，黄连 5g，苦参 10g，木香 10g，秦皮 10g，麦芽 10g，生薏苡仁 15g，佩兰 10g。5 剂。

【二诊】2011 年 11 月 3 日：患者服用上药 5 剂后症状明显减轻，后患者照原方续服 5 剂。现患者无明显腹泻，无腹痛，纳食转佳，舌红，苔微黄，脉弦。继服 5 剂巩固疗效。

【按语】泄泻的病变主脏在脾，病因主要为湿，湿盛伤脾，脾不能运，水谷清浊不分，故见腹泻，予藿香正气散加减清热利湿。方中藿香芳香化湿；苏梗宽中理气；陈皮理气燥湿；木香健脾理气止痛；厚朴燥湿；苦参、秦皮清热燥湿；白术益气健脾，燥湿利水；茯苓、生薏苡仁利水渗湿；黄连清热；麦芽消食健胃，诸药共奏清热利湿之功。

验案 3　泄泻

郑某，女，43 岁。

【初诊】2013 年 5 月 22 日：反复腹泻 10 年。腹泻，少则 4～5 次／日，多则日行 10 余次，饮食不洁后更明显，量多少不定，色黄，无腥臭味，无黏液脓血，腹痛不明显，无明显口干及口苦，无呕吐。舌淡红暗，有齿印，有杨梅点，苔黄，脉略弦。肠镜检查未见异常。

辨证：肝脾不和，脾运失常。

治法：疏肝健脾止泻。

选方：四逆散合痛泻要方加减。

药物组成：柴胡 10g，枳壳 10g，白芍 15g，甘草 10g，黄连 5g，苦参 10g，佛手 10g，木香 10g，白术 10g，薏苡仁 10g，防风 15g，赤芍 15g，陈皮 15g。5 剂。

【二诊】2013 年 5 月 27 日：服用 5 剂后症状明显减轻，大便成形，每日 2 次。继服上方 5 剂，后大便均成形。

【按语】泄泻病名确立于《三因极一病证方论》。《医方考》曰："泻责之脾，痛责之肝；肝责之实，脾责之虚，脾虚肝实，故令痛泻。"因李老治疗脾胃病多立足脾胃，注重调肝，乃以四逆散合痛泻要方治疗。脾、湿与泄泻的关系最为密切，无湿则不泄，故李老在方中加入加薏苡仁健脾祛湿止泻。考虑久病及瘀，故方中加用赤芍活血化瘀。患者服用 5 剂药后大便成形，疗效明显。李老另治一例下半夜肠鸣、腹泻 5 年，无腹痛患者，依此法此方治疗，服药后无肠鸣及腹泻。

验案 4 泄泻

孙某，男，4 岁。

【初诊】2010 年 6 月 10 日：腹泻 1 天，大便呈蛋花样，每日解 5 次，量多，无发热、畏寒。舌边红，苔微黄。

辨证：湿热泄泻。

治法：清热利湿止泻。

选方：自拟姜芩山子汤。

药物组成：干姜 2g，黄芩 6g，车前子 6g，山楂炭 6g。

服用 2 剂而愈。

【按语】本方为李老自拟方，为《伤寒论》半夏泻心汤化裁而成。方中干姜辛温化湿止泻，其用量较黄芩少，去其性而存其用；黄芩清热泻火；车前子渗湿利尿，利小便以实大便；山楂炭消食敛阴；全方共奏清热利湿止泻之功。李老用本方治疗小儿急性腹泻，表现为大便呈蛋花样、肠鸣等属湿热证者，疗效明显。

（五）便秘

验案 1　便秘（婴幼儿便秘）

梁某，男，9 个月 23 天。

【初诊】2013 年 6 月 3 日：反复大便干结半年。患儿大便干结难解，需用开塞露方解，口有异味，易流涎，无腹痛，平素进食奶粉，胃纳尚可。舌略红，白苔较厚。

辨证：脾胃湿热。

治法：清热利湿通便。

选方：藿香正气散加减。

药物组成：藿香 6g，苏梗 6g，陈皮 3g，茯苓 6g，白术 6g，厚朴 3g，蒲公英 6g，大黄 3g（后下），神曲 3g，枳壳 6g，木香 3g。3 剂。

【二诊】2013 年 6 月 6 日：服药后大便好解，胃纳一般，舌淡红，苔白。上方加麦芽 6g，3 剂。

【按语】本例患儿属婴幼儿便秘。现代医学认为婴幼儿便秘大多是由于饮食原因导致肠道功能紊乱所致，常与进食奶粉有关，部分患儿是由于使用抗生素导致菌群失调所致。中医认为慢性便秘多系津亏肠燥所致，治以滋阴润肠法。而本例患儿素食奶粉，致湿热内蕴，腑道不利，故大便干结难解；湿热上泛，故口有异味，苔白较厚。故李老从脾胃湿热辨，而非津亏肠燥论，以藿香正气散加枳壳行气通便、大黄泻热通便，故 3 剂药后患儿大便易解。

验案 2　便秘（外伤后便秘）

许某，女，69 岁。

【初诊】2013 年 2 月 1 日：腰部外伤后大便难解 1 周，每 2～5 天 1 解，大便偏干，腰部时有疼痛，无肢体麻木、乏力，无活动障碍，舌淡红，苔微黄，脉弦。辅助检查：腰椎及骨盆平片未见骨折。

辨证：血瘀气滞。

治法：活血祛瘀，行气通便。

选方：血府逐瘀汤加减。

药物组成：生地黄 30g，鸡血藤 15g，赤芍 15g，川芎 10g，桃仁 10g，川红花 10g，牛膝 15g，大黄（后下）10g，枳壳 10g，延胡索 10g。3 剂。

【二诊】2013 年 2 月 4 日：服药后大便尚可，但 2 月 3 日大便难解，腰部疼痛，口渴，舌淡红，苔微黄稍厚，脉弦。上方加乳香 10g，没药 10g，丹参 15g，2 剂。

【三诊】2013 年 2 月 6 日：上症好转，舌淡红稍暗，苔微黄，脉弦。上方加三七 5g，再服用 3 剂而愈。

【按语】李老指出，外伤没有导致骨折或神经损伤，但却引起便秘，用现代医学无法解释。中医考虑，外伤后瘀血阻滞，气机紊乱，腑气壅滞，通降失常，传道失职，糟粕内停而形成便秘。血府逐瘀汤由桃红四物汤合四逆散化栽而成，方中以桃红四物汤活血化瘀而养血，防纯化瘀之伤正；四逆散疏理肝气，使气行则血行；牛膝引血下行而通利血脉；大黄通便。患者用药后症状有所缓解，续诊加用乳香、没药、丹参、三七加强活血祛瘀定痛。全方有活血化瘀而不伤正、疏肝理气而不耗气的特点，起到运气活血、祛瘀止痛通便的功效。

（六）呃逆

验案　呃逆

陈某，男，54岁。

【初诊】2007年8月7日：反复呃逆2年，无腹胀痛，无口苦，尿黄，纳可，睡眠、大便正常。舌尖红，苔薄白，脉弦缓。B超示：考虑均匀性脂肪肝改变，胆囊小息肉。

辨证：肝胃不和，胃气上逆。

治法：疏肝和胃。

选方：自拟疏肝和胃汤加减。

药物组成：柴胡10g，白芍15g，枳壳10g，甘草10g，黄连5g，蒲公英15g，佛手10g，白术10g，薏苡仁15g，半夏5g，绵茵陈10g，郁金10g。5剂。

【二诊】2007年8月13日：上症明显减轻，偶有呃逆，尿黄，胃纳正常，舌脉同上。继服上方，5剂。

后呃逆基本消失。

【按语】呃逆,古代中医称作"哕"。《内经》中有"胃为气逆,为哕"的记载。现代多以降气止呃、理气和胃为主。李老以其治疗肝胃不和之验方疏肝和胃汤治疗。绵茵陈清利湿热、郁金疏肝活血,现代药理研究此两味药具有保护肝脏,促进胆汁分泌和排泄作用,李老临证但凡西医诊断存在肝胆疾病的,必用此二药,且常配合猪苓相须为用,体现了李老中医辨证与西医辨病相结合的处方思路与用药特色,临床疗效显著。

二、肺系病证

(一)咳嗽

验案1 咳嗽

李某,女,39岁。

【初诊】2013年5月27日:畏寒、咳嗽2年余。患者畏寒,咳嗽,咳少许白痰,以夜间为主,剧烈时伴遗尿,稍咽痒,无恶寒发热,无气促,无口渴,胃纳、二便基本正常,夜寐欠佳。舌边尖红,苔白,脉略滑。

辨证:风痰犯肺。

治法:宣肺疏风,止咳化痰。

选方:自拟百白止嗽散加减。

药物组成:百部10g,白前10g,荆芥10g,紫菀10g,甘草10g,桔梗15g,苦杏仁10g,黄芩15g,白僵蚕 10g，陈皮 10g，干姜 5g。5 剂。

【二诊】2013 年 6 月 3 日：上症明显好转，稍畏寒，服药后大便稍稀，舌淡红，有齿印，白苔，脉略滑。上方加山药 15g，5 剂。

【三诊】2013 年 6 月 8 日：夜间稍咳嗽，腿凉感，无咽痒，睡眠不佳，舌淡红，有齿印，白苔微黄，脉略滑。上方改干姜为细辛 2g，加远志 10g，3 剂。

【四诊】2013 年 6 月 11 日：上症继续缓解，腿凉感不明显，无咽痒，舌略红，有齿印，白苔，脉略滑。守方 5 剂。

服后上症基本缓解。

【按语】百白止嗽散为止嗽散化裁而来，其基本药物组成为百部、川贝、荆芥、紫菀、甘草、桔梗、黄芩、白僵蚕，随症加减。李老认为，但凡外感咳嗽，尤其是咳嗽经久不愈，咽痒即咳，或以咳嗽为主诉的肺系疾病，均可从风痰咳嗽辨，予以本方加减治疗，故本方是李老辨咳嗽常用之方。干姜、细辛均为李老特色用药，对于风吹即咳，阵发性剧烈咳嗽，或顽固性剧咳，李老常用干姜 5g 温肺化饮，存其用去其性，如觉干姜太过温燥，可以细辛换之，因细辛较干姜温润而不燥，临床对于顽固性久咳屡屡获效。白僵蚕则为李老治疗咽痒咳嗽的又一特色用药，白僵蚕本功效为祛风定惊、化痰散结。李老认为咽痒与风邪有关，以白僵蚕祛风之功去其风邪，故每于咳嗽伴有咽痒者，加白僵蚕 10g 以祛风解痉。因全方药偏温燥，李老加入黄芩以清肺热，且现代药理研究黄芩有消炎作用。方中再加入苦杏仁，味苦降气止咳平喘，与桔梗配伍一升一降以复肺之宣降。本方配伍严谨，故患者 2 年之疾，服用 18 剂药病情基本缓解，疗效显著。

验案 2　咳嗽

吴某，男，5 岁。

【初诊】2012 年 4 月 9 日：咳嗽近 5 个月，多方求医，经久难愈。现咳嗽，夜间为甚，有痰难咯，流涕，色白，进食后易腹胀。舌红，苔白。

辨证：风痰咳嗽。

治法：疏风、止咳、化痰。

选方：自拟百白止嗽散加减。

药物组成：百部 8g，紫菀 8g，荆芥 8g，陈皮 5g，桔梗 8g，苦杏仁 8g，黄芩 8g，甘草 5g，白僵蚕 5g，金银花 8g，木香 3g，川贝母 8g，薄荷 8g。3 剂。

【二诊】2012 年 4 月 12 日：服药后，咳嗽减轻，流涕消失，仍有痰，难咯，上腹部不适，舌尖红，苔白。表虽解而里未和，法当肃肺祛痰，消食和胃。原方去木香、薄荷，加神曲 5g，3 剂。

2012 年 4 月 15 日随访：服药当日得大便 1 次，腹胀消，药尽后咳嗽即止，夜间睡眠可，饮食如常。

【按语】止嗽散为清代医学家程钟龄所著《医学心悟》中名方。程氏言其："本方温润和平，不寒不热，既无攻击过当之虞，大有启门驱贼之势。"所以对于新久咳嗽，咯痰不爽的患者，加减运用得当，都可获得良效。现代常用于上呼吸道感染、支气管炎、肺炎、流行性感冒等证属风邪犯肺者。《素问·玉机真脏论》曰："风者，百病之长也，今风寒客于人……病入舍于肺，名曰肺痹，发咳上气。"风为百病之长，六淫之首，常兼夹他邪克于肺脏，"风盛则挛急"，以致肺失宣降，上逆而咳。本方系李老经验方百白止嗽散，由止嗽散加白僵蚕等化裁而来。止嗽散疏风止咳化痰，而祛风之力较弱，对于典型风痰久咳疗效欠佳的患者，李老常加用白僵蚕增强祛风化痰散结之效。

验案 3 咳嗽

张某，女，42 岁。

【初诊】2010 年 4 月 8 日：反复咳嗽 3 个月，咳声不扬，有白痰，可咳出，咽痒稍干，口苦。舌尖红，苔薄黄，脉弦滑。曾自行服用阿莫西林治疗，未见明显缓解。

辨证：风痰夹热。

治法：疏风、止咳、化痰。

选方：自拟百白止嗽散加减。

药物组成：百部 10g，川贝 10g，荆芥 5g，紫菀 10g，桔梗 15g，黄芩 15g，苦杏仁 10g，生甘草 10g，白僵蚕 10g，金银花 15g，桑白皮 10g，竹茹 5g。3 剂。

【二诊】2010 年 4 月 12 日：服药后上症好转。继服 3 剂而愈。

【按语】《金匮要略》载"邪气（指风邪）中经则身痒"，《诸病源候论》载"风瘙痒候，此由游风在于皮肤……"，即所谓"无风不作痒"，故患者咽痒考虑与风邪有关。外邪侵袭肺卫，肺失宣发肃降，肺气上逆，则咳嗽，结合患者咽干、口苦，白痰，黄苔，考虑风痰夹热咳嗽。李老常用本方加减治疗风痰咳嗽兼夹（热、寒、燥）及久咳等。咳声不扬属热者，加桑白皮清肺热；畏寒则荆芥用至 10g 辛温散寒，无畏寒则荆芥减至 5g，防止辛温化燥；夹燥加北沙参、麦冬滋阴润肺；风寒咳嗽常加干姜或细辛以温肺化饮止咳；胸翳加瓜蒌皮润肺化痰，利气宽胸；口苦加竹茹清热化痰；脾胃不和，则荆芥改为紫苏叶行气和胃。

验案 4　咳嗽

陈某，女，70 岁。

【初诊】2008 年 10 月 6 日：咳嗽 1 个月，患者因不慎受凉后，出现咳嗽，咳痰，气促，不能平卧，曾在我院急诊科住院，当时考虑急性左心衰，经治疗后症状明显好转。现患者咳嗽仍频繁，夜间明显，咽痒即咳，可见少许白色稀痰，无血丝，乏力，胃纳欠佳，大便溏，小便正常，睡眠一般。舌淡红，苔薄白，脉弦细。查体双肺未闻及明显干湿性啰音，双下肢无明显水肿。有风湿性心脏病多年。

辨证：肺脾气虚，风痰犯肺。

治法：补益肺脾，祛风化痰，宣肺止咳。

选方：六君子汤合自拟百白止嗽散加减。

药物组成：百部15g，紫菀15g，白前10g，桔梗15g，僵蚕10g，黄芩10g，金银花15g，苦杏仁15g，半夏5g，白术15g，茯苓15g，党参15g，甘草5g，荆芥10g。5剂。

【二诊】2008年10月11日：服药5剂，症状基本消失。

后予六君子汤加减调理。

【按语】患者久病体虚，乏力，胃纳欠佳，大便溏，考虑肺脾气虚，加之患者不慎受凉，咳嗽，有少许稀痰，考虑风痰之邪犯肺。肺部之久疾，多因痰作祟。脾为生痰之源，肺为贮痰之器，治之除祛肺部之痰外，应不忘顾护脾胃中焦之本，杜绝生痰之源，从而达到标本兼治之功。而李老治疗咳嗽疾患，多用止嗽散加减，尤其善用虫类药之僵蚕，而自创百白止嗽散，效果明显。

验案 5　咳嗽

谢某，女，58 岁。

【初诊】2007 年 8 月 27 日：反复咳嗽 10 余天，无明显咯痰，咽干痒，无口渴，无恶寒、发热，无盗汗，胃纳、夜寐一般，大便干，难解。舌边红，白苔微黄，脉弦细。2007 年 8 月 23 日市人民医院 CT：右肺上叶后段异常致密影，考虑感染性病变，继发性肺结核除外；左肺下叶基底段囊状透亮影，支气管扩张？小气道病变？

辨证：肺热壅盛。

治法：清肺泻热，宣肺止咳。

选方：泻白散加减。

药物组成：桑白皮 10g，地骨皮 10g，山药 15g，黄芩 15g，桔梗 15g，甘草 10g，川贝 10g，金银花 15g，火麻仁 30g。3 剂。

【二诊】2007 年 8 月 30 日：无明显咳嗽，无痰，口干苦，大便稍硬，2 天 1 解，舌略红，白苔，脉弦细略数。上方加竹茹 5g，麦冬 15g。

服 5 剂而愈。

【按语】外邪犯肺，郁而化热，热伤肺津，则咳嗽、咽干、便难解，结合舌苔、脉象考虑肺热壅盛，予泻白散治之。《医方考》："肺火为患，喘满气急者，此方主之。肺苦气上逆，故喘满；上焦有火，故气急，此丹溪所谓气有余便是火也。桑白皮味甘而辛，甘能固元气之不足，辛能泻肺气之有余；佐以地骨之泻肾者，实则泻其子也；佐以甘草之健脾者，虚则补其母也。"四药合用，清热而不伤阴，泻肺而不伤正，使肺气清肃，则咳喘自平。李老临证时常用山药代替粳米健脾益气。肺经热重者，可加黄芩、金银花等以增强清泻肺热之效；燥热导致的咽干痒，无痰之咳嗽者，可加川贝母、麦冬等润肺止咳。

验案6 咳嗽

杨某，女，32岁。

【初诊】2013年5月7日：咳嗽1月余。患者咳嗽，每于春季发作，干咳无痰，咽干，口渴，咳嗽剧烈时觉气促，无咽痒，无恶寒发热，心烦燥，大便困难，胃纳、小便基本正常，夜寐一般。舌红，少苔，脉细略数。曾行胸片检查未见异常。

辨证：肺燥伤阴。

治法：清肺润燥止咳。

选方：沙参麦冬汤加减。

药物组成：北沙参30g，麦冬15g，山药15g，桑叶15g，甘草10g，桔梗15g，苦杏仁10g，金银花15g，川贝母10g，枇杷叶10g，葶苈子10g，百合15g，木蝴蝶10g。5剂。

【二诊】2013年5月13日：诉服药后咳嗽明显减轻，无气促，大便易解，舌尖红，有杨梅点，苔薄白，脉细略数。上方去枇杷叶及葶苈子，5剂。

【三诊】2013年5月20日：咳嗽已基本缓解。

【按语】本例患者每于春季发作咳嗽，且每次持续时间长，患者干咳无痰，咽干口渴，舌红少苔，症状均符合肺燥咳嗽。沙参麦冬汤为清代温病学家吴鞠通所著《温病条辨》的《上焦篇·秋燥》用方，本方甘寒生津，清养肺胃，用于燥伤肺胃，津液亏损而见口渴咽干或干咳少痰，舌红少苔，脉细数者。本方虽治秋燥，但适用于一切诸燥咳嗽。本例患者，李老从肺燥咳嗽辨证，仅5剂药，症状明显减轻，10剂药症状基本消失。

验案7　咳嗽（肺炎）

王某，女，36岁。

【初诊】2011年3月2日：咳嗽反复1月余，痰时黄时白，无咽痒，气稍促，胸痛，食欲欠佳，大便稍溏。舌尖红，白苔根部微黄，脉弦滑。曾在市人民医院检查胸部CT：肺炎。在市人民医院输液治疗未见好转（具体药物不详）。

辨证：痰热蕴肺。

治法：清肺化痰。

选方：清气化痰丸加减。

药物组成：胆南星10g，化橘红10g，苦杏仁10g，黄芩15g，川贝10g，桔梗15g，金银花15g，鱼腥草15g，炙麻黄5g，葶苈子10g，瓜蒌皮10g，神曲10g。5剂。

【二诊】2011年3月7日：咳喘较前减轻，痰黄黏，量减少，仍气促，胸痛减轻，无咽痒及咽痛，乏力，上腹部隐痛，大便成形，舌红，苔微黄，脉弦滑。上方去化橘红，加桑白皮10g，地龙10g，山药30g。

5剂而愈。

【按语】痰热内结，致肺失宣发肃降，则咳嗽、咳痰、气促；气机阻滞，不通则痛，故见胸痛；结合舌苔、脉象考虑痰热蕴肺。痰即有形之火，火即无形之痰，痰随火而升降，火引痰而横行，变生诸证。气有余则为火，液有余则为痰，故治痰者必降其火，治火者必顺其气也。方中半夏、南星以燥湿气，黄芩、瓜蒌以平热气，陈皮以顺气，杏仁以降逆气。二诊患者出现上腹部隐痛，加山药健脾益胃；另考虑久病入络，加地龙通络平喘。若痰多气急者，可加鱼腥草、桑白皮；咳嗽、气促者，加葶苈子、炙麻黄泻肺平喘；烦躁不眠者，可酌加琥珀粉、远志等宁心安神之品。陈皮燥湿化痰，且有健脾作用，但较化橘红温，故临床上痰热证常用化橘红易之，以止咳化痰。另，痰黏稠难出者常去半夏、陈皮，防其温燥。

（二）感冒

验案1 感冒

陈某，男，54岁。

【初诊】2012年6月4日：咳嗽、咳痰、畏寒、身痛 3 天。不慎着凉后，出现咳嗽，咳白痰，畏寒，发热，自服感冒药（清热类感冒药，具体不详）后，咳嗽稍有减轻，但仍觉畏寒，怕风，全身关节酸痛，肩背疼痛，口淡，不苦，纳差，大便稀，小便清长。舌淡，苔白腻，脉滑而紧。患者平素畏寒肢冷。

辨证：阳虚外感。

治法：温阳宣肺散寒。

选方：麻黄附子细辛汤加减。

药物组成：炙麻黄 10g，桂枝 6g，葛根 30g，白芍 15g，炙甘草 10g，细辛 3g，大枣 10g，杏仁 10g，桔梗 15g，制附子 10g（先煎）。3 剂。

【二诊】2012 年 6 月 7 日：患者诉服用上药后诸症缓解，全身肌肉关节疼痛明显缓解，仍有少许咳嗽，咳少许白色泡沫痰，无发热，偶有畏寒。上方加瓜蒌仁 15g。

服药 3 剂，上述症状基本消失。

【按语】岭南之医每遇外感之疾，多崇尚《温病条辨》，投以清热解毒之品。然本例患者，素体阳虚，加之外感风寒之邪，且服用清热之药不获效，李老素遵崇《温病条辨》，亦不忘《伤寒论》之经典，四诊合参，辨阳虚外感，投麻黄附子细辛汤而获良效。李老常告诫，临证要时时不忘中医之精髓，辨证论治，不应拘泥一家之言。

验案 2　感冒

陈某，男，1 岁。

【初诊】2013 年 8 月 31 日：流涕、咳嗽 3 天，流浊涕，无鼻塞，咽痛，咳嗽，无痰，无恶寒、发热。舌略红，白苔。

辨证：上焦风热。

治法：疏风清热。

选方：银翘散加减。

药物组成：薄荷 6g，桔梗 6g，甘草 3g，苦杏仁 6g，黄芩 6g，蝉蜕 3g，神曲 3g，淡竹叶 6g，牛蒡子 6g，川贝母 6g。3 剂。

【二诊】2013 年 9 月 4 日：咳嗽减轻，仍有少量流涕，无咽痛。原方去牛蒡子、川贝母，2 剂。

服后余症消失。

【按语】银翘散出自吴鞠通《温病条辨》，提出太阴温病见"但热不寒而渴者"，可用辛凉平剂银翘散。它是温病学中治疗风热在表的代表方。辛凉之剂功擅清热解毒，适用于温热性质的疾病，尤其是温病初期肺卫表证阶段。小儿如咳嗽夹痰，可加北杏、前胡以止咳化痰；若兼乳食停积，加神曲、枳壳以消食导滞；若易惊夜啼，加钩藤、蝉蜕以祛风定惊；若邪已入里，则非银翘散所宜。

验案 3　感冒

陈某，女，50 岁。

【初诊】2010 年 4 月 10 日：头痛、咳嗽 1 周，晨起有黄痰，声嘶，喷嚏频作，时有畏寒、发热，心烦，口干苦，纳欠香，眠差，大便每日 2～3 次不等，稍稀。舌红，有齿印，白苔薄，脉略数。

辨证：外感风热夹湿。

治法：疏风清热，解表化湿。

选方：银翘散加减。

药物组成：金银花 15g，连翘 15g，淡竹叶 10g，荆芥 10g，牛蒡子 15g，桔梗 15g，甘草 5g，薄荷（后下）10g，苦杏仁 10g，黄芩 15g，神曲 10g，薏苡仁 30g，车前子 15g，白芷 10g。3 剂而愈。

【按语】春季多风，气候转温，故风与温热之邪多相兼致病。风热之邪犯表、肺气失和乃致咳嗽、喷嚏、畏寒、发热、头痛等。大便稀，考虑湿邪阻滞。本案例中加薏苡仁、车前子淡渗利湿，利小便以实大便。渴甚者，加芦根、麦冬清热生津；咽痛者，加玄参清热解毒；衄者，去荆芥、豆豉，考虑其辛温发散致动血，加栀子炭清热凉血以止衄；咳者，加杏仁，宣利肺气。李老常指出，脾胃亏虚者慎用薄荷，因现代药理研究提出薄荷会放松食道括约肌，增加泛酸的几率。

验案 4　感冒

卢某，男，78 岁。

【初诊】2008 年 10 月 22 日：恶寒、发热 10 余天，全身酸痛，乏力，出汗，恶心，口干渴，口不苦，无明显咳嗽，偶有痰。纳食欠香，眠差，二便尚可。舌淡红，白苔，脉略弦。曾输液（具体药物不详）治疗，未见明显缓解。

辨证：太阳少阳合病。

治法：和解少阳，兼散表邪。

选方：柴胡桂枝汤加减。

药物组成：桂枝10g，白芍15g，生甘草10g，生姜10g，大枣10g，柴胡10g，黄芩15g，法夏5g，山栀子10g，淡豆豉10g。3剂。

2008年10月25日电话随访，患者服药后症状明显缓解，纳眠佳。

【按语】《伤寒论》曰："伤寒六七日，发热，微恶寒，肢节烦疼，微呕……柴胡桂枝汤主之。"此是治疗太阳和少阳合病的方剂，是由小柴胡汤与桂枝汤合剂而成，主要用于太阳和少阳合病引起的发热、恶寒、肢体疼痛等症。本案例中因太、少之证俱，故选之。另患者眠差，加淡豆豉、山栀子清解郁热而卧安。柴胡桂枝汤是治疗外感发热的有效方剂，方中以桂枝汤调和营卫，解肌发表；小柴胡汤和解少阳，通达表里。张景岳曾指出："邪在太阳者，当知为阳中之表，治宜轻法；邪在少阳者，当知为阳中之枢，治宜和解，此皆治表之法也。"

验案 5 感冒

王某，女，31 岁。

【初诊】2011 年 1 月 21 日：畏寒、咽干痛 2 周，少许咳嗽、少痰，鼻塞，无流涕，畏寒，无发热，咽干痛，纳眠可，大便调。舌淡红，苔微黄，脉数。咽部检查见咽后壁大量滤泡。

辨证：上焦热毒。

治法：清热解毒，疏风散邪。

选方：普济消毒饮加减。

药物组成：黄芩 15g，黄连 5g，牛蒡子 15g，玄参 15g，桔梗 15g，生甘草 10g，板蓝根 15g，升麻 5g，金银花 15g，连翘 15g，白僵蚕 10g，薄荷 10g（后下）。3 剂。

【二诊】2011 年 1 月 24 日：上症减轻，舌脉同前。继续上方。

服用 3 剂而愈。

【按语】风热邪毒壅于上焦，肺失清肃，壅滞咽喉，则咽干痛、咳嗽；风热时毒侵袭肌表，卫阳被郁，正邪相争，故恶寒发热；结合舌苔、脉象考虑上焦热毒。本案例中普济消毒饮原用于感受风热疫毒之邪，壅于上焦，发于头面所致的大头瘟，现常用于腮腺炎、急性扁桃体炎、淋巴结炎伴淋巴管回流障碍等属风热邪毒为患者。临证中李老常去板蓝根，防其苦寒化燥，但咽喉疼痛剧烈时用；薄荷畏寒时用，但脾胃虚弱者慎用；玄参清热解毒利咽，但便溏者不宜用，或与山药合用。

（三）哮证

验案 1　哮证

周某，女，42 岁。

【初诊】2013 年 4 月 12 日：反复气促 6 年余。患者每于天气变化后发作气促，无明显咳嗽，有少许白色泡沫样痰，无明显口渴，胃纳、二便均正常，夜寐一般。舌淡红，薄白苔，脉弦滑。

辨证：外寒内饮。

治法：疏散风寒，内化痰饮。

选方：小青龙汤。

药物组成：干姜 10g，甘草 10g，桂枝 10g，半夏 10g，五味子 10g，白芍 15g，炙麻黄 5g，细辛 3g。3 剂。

【二诊】2013 年 4 月 17 日：诉服用 3 剂药后已无明显气促，仍有少许白痰。舌淡红，薄白苔，脉稍滑。继服上方 3 剂。

【三诊】2013 年 4 月 24 日：诉气促已基本缓解，偶有少许白痰，稍口渴，无咽痛。舌淡红，薄白苔，脉稍滑。继服 3 剂。

2013 年 7 月 29 日患者诉其间断服用小青龙汤 30 多剂后，天气变化未发作气促。

【按语】本例患者每于天气变化发作气促，且有白色泡沫样痰，此为患者素有水饮，外寒引动内饮，故发作气促。故以小青龙汤发汗蠲饮，表里同治。小青龙汤出自《伤寒论》："伤寒表不解，心下有水气，干呕发热而咳，或渴，或利，或噎，或小便不利、少腹满，或喘者，小青龙汤主之。伤寒心下有水气，咳而微喘，发热不渴，服汤已渴者，此寒去欲解也，小青龙汤主之。"此为论太阳伤寒兼水饮的证治，治疗外有风寒表邪，内有水饮之气。本例患者服药后口"不渴"转为"渴"正好与小青龙汤证"服汤已渴者"原文相应，为药后津液一时不续，说明寒饮已消，是其病欲解的佳兆。现代临床常应用小青龙汤治疗慢性支气管炎、支气管哮喘属于寒饮射肺或表寒内饮者。对于方证对应的患者，李老应用经方原方，收效如桴鼓。本例患者服用 3 剂小青龙汤后即无明显气促，间断服用小青龙汤 30 多剂后天气变化未发作气促。李老另治一例患者李某，因天气变化发作咳嗽、咳痰、气促，依此法此方服用 3 剂症状即缓解，疗效明显。

验案 2　哮证

刘某，女，60 岁。

【初诊】2010 年 4 月 15 日：反复喘促 10 余年，再发 1 月余，无明显咳嗽、咳痰，舌略红，黄苔薄，脉细。平素频繁用哮喘宁气雾剂。

辨证：热哮。

治法：宣肺平喘，清热化痰。

选方：定喘汤加减。

药物组成：白果10g，炙麻黄10g，款冬花10g，苦杏仁10g，桑白皮15g，黄芩15g，化橘红10g，葶苈子10g，甘草10g，金银花15g，太子参15g，桔梗15g，麦冬15g。3剂。

【二诊】2010年4月17日：上症无明显改善，服药后无不适，仍需用哮喘宁治疗，食欲可，二便调。舌红，白苔薄，脉弦细。上方加地龙10g，5剂。

【三诊】2010年4月23日：上症明显好转，哮喘宁气雾剂用量减少，舌红，少苔，脉细。上方加茯苓15g，6剂。

【四诊】2010年4月29日：上症好转，气雾剂用量继续减少，食欲差，舌红，少苔，脉细。上方加麦芽15g。

7剂而痊愈。

【按语】哮病是一种发作性的痰鸣气喘疾病，以喉中哮鸣有声，呼吸急促困难为临床特征。病因以宿痰为主，痰伏于内，因外感引发。发作时，痰阻气道，痰气相搏，肺气失于肃降，表现为邪实之证；反复久发，气阴耗损，肺、脾、肾渐虚，则表现为正虚之证；大发作时可见邪实正虚的错杂表现，治疗时应注意标本缓急。本例患者无明显咳痰（有形之痰），故去紫苏子，改用葶苈子泻肺平喘；考虑久病入络，加地龙通络平喘；太子参、茯苓补气健脾以杜绝生痰之源；内热壅盛，加金银花、鱼腥草以清热。

（四）喘证

验案 1　喘证（慢性阻塞性肺病）

符某，男，80 岁。

【初诊】2012 年 4 月 9 日：反复活动后气促 10 余年，时有咳嗽，少许白痰，无胸痛，口干渴，无口苦，纳差，大便尚可。舌红，苔中部微黄，偏干，脉弦。有慢性支气管炎、肺气肿病史。

辨证：肺脾肾亏虚夹热。

治法：滋养肺肾，清热祛湿化痰，佐以益气健脾。

选方：金水六君煎加减。

药物组成：党参 15g，白术 10g，茯苓 15g，生甘草 10g，川贝 10g，苦杏仁 10g，桔梗 15g，生地黄 15g，当归 10g，麦冬 15g，半夏 10g，陈皮 10g，麦芽 15g，蒲公英 15g。3 剂。

【二诊】2012 年 4 月 12 日：气促减轻，口渴、胃纳较前好转。舌红，苔白，脉弦。继续上方 7 剂后随访，上述症状基本缓解。

【按语】患者年事已高，加之久病，脏腑亏虚，肺气虚则宣发肃降失常，故气促、咳嗽；肾气虚，纳气不足，呼多吸少；脾虚，运化不健，聚湿生痰，则纳差；痰湿郁久，化热伤阴，则舌苔中部微黄，偏干。综上所述，考虑为肺脾肾亏虚夹热。本方以二陈汤健脾化痰，蒲公英清热，麦冬、川贝润肺化痰，熟地、当归滋补肺肾，党参、白术健脾益气，则脾气健运，湿痰不生，肺肾复元，咳喘自止。李老常用金水六君煎治疗"老慢支"（三大症状：咳、痰、喘），并指出中医认为这些症状的病因病机与肺、脾、肾三脏关系最为密切。痰之生，由于脾气不足，运化失司，聚湿生痰，治痰宜先健脾，脾复健运之常，而痰自化矣；治疗虽有肺、脾方面的侧重，然穷病必及于肾，或肺肾阴亏，或脾肾阳虚，或肾阴不足，或命火衰微，终不离乎治肾。因此，对于顽固的反复发作的"老慢支"，重用熟地，生精补血峻补肾阴，确为浇水灌根，治病求本之道。同时指出，如纳差、口干渴可用生地黄，胃纳好可用熟地补肾；如大便不实而多湿者，去当归，加山药；如兼表邪寒热者，加柴胡；如阴寒盛而嗽不愈者，加干姜温肺化饮，如久用恐干姜温燥太过，可改用温润而不燥之细辛。

验案 2 喘证

李某，男，42 岁。

【初诊】2011 年 12 月 10 日：反复咳嗽、气促 2 年，再发 1 个月，每逢天气冷、肩背受凉后发作，夜间为甚，痰少，色白，无口干、口苦。舌略红，微黄苔，脉细。患者久居北方，抽烟 4 年，2011 年已戒烟。

辨证：寒邪袭肺。

治法：解表散寒，宣肺平喘。

选方：小青龙汤。

药物组成：干姜 10g，桂枝 10g，麻黄 5g，白芍 15g，生甘草 10g，细辛 3g，法夏 10g，五味子 10g。3 剂。

【二诊】2011 年 12 月 13 日：上症减轻，舌脉同前。继续上方 5 剂。

【三诊】2011 年 12 月 19 日：患者无咳嗽、气促、肩冷等症状，食欲、睡眠、大便正常，舌淡红，微黄苔，脉弦缓。继续上方 5 剂。

【按语】患者每逢天气冷或肩背受凉后则发作咳嗽、气促，且以夜间为甚，提示寒邪入侵致病。该例患者辨证论治妙点有二：一为"因地制宜"的指导思想，把地理气候环境作为辨证的一个主要参考因素。患者久居北方，相对海南来说，气候较冷，所以感受寒邪的几率相对增加。结合发病诱因、症状性质、脉象等多个因素，均提示寒邪致病且病位在肺而辨为寒邪袭肺证。二为讲究对辨证主要参考因素的取舍。该例患者初诊时"舌略红，微黄苔，脉细"，舌象、脉象存在矛盾，一热一寒，李老根据"新病从症，久病从脉"的观点以及其他多处寒象提示，以脉作为主要辨证参考因素，从而判定此例患者的舌象为假象，不作为辨证参考。

（五）失音

验案　失音（久瘖）

曾某，女，32岁。

【初诊】2013年5月14日：声音嘶哑半年。声音嘶哑，口干渴，无咽痛及咽痒，无咳嗽，胃纳、小便、夜寐均正常，大便时干时溏。舌尖红，苔白，脉略数。

辨证：肺阴亏虚。

治法：滋阴清肺润燥。

选方：沙参麦冬汤加减。

药物组成：北沙参15g，麦冬15g，山药15g，桑叶15g，甘草10g，桔梗15g，蝉蜕10g，金银花15g，川贝母10g，桑白皮10g，木蝴蝶10g，党参15g。5剂。

【二诊】2013年5月19日：诉服药后声音嘶哑缓解，大便正常，舌尖红，苔白，脉略数。继服上方5剂。

【按语】失音，亦称"瘖"或"喑"，是一个临床症状，凡语声嘶哑或语声不出，统称为失音。肺为声音之门，新病失音属实证，因外邪袭肺，肺气不宣，气道不畅而致，称之为"金实不鸣"；久病失音属虚证，因肺肾阴虚，肺燥而热郁，津液不能上承而致，称之为"金破不鸣"。金元之前医家多从肾论治，历代医学者多以清肺润燥、滋阴降火作为治疗失音的重要方法之一。本例患者声嘶半年，口干渴，舌尖红，李老从肺阴亏虚辨证，予以沙参麦冬汤治疗。方中加入桔梗，开宣肺气，与甘草同用取《伤寒论》桔梗汤之义，后世易名为甘桔汤，通治咽喉口舌诸病。木蝴蝶、蝉蜕为李老临床治失音的常用药对，以清热利咽开音。因患者大便时干时溏，故以党参健脾益气。李老组方用药特色鲜明，故收效甚捷。

三、心系病证

（一）胸痹

验案 1　胸痹

黄某，男，42 岁。

【初诊】2009 年 1 月 22 日：胸痹 1 年。胸闷，与活动无关，持续时间几小时到半天不等，伴有心悸，头晕，乏力，无气促，胃纳一般，睡眠一般，易做噩梦，二便基本正常。舌淡红，苔薄白，脉弦缓。心电图检查未见异常。

辨证：心脾虚，肝郁。

治法：疏肝，健脾，养心。

选方：四君子汤合逍遥散加减。

药物组成：党参 15g，白术 10g，茯苓 15g，甘草 10g，鸡血藤 15g，白芍 15g，柴胡 10g，黄连 3g，合欢皮 15g，瓜蒌皮 10g，佛手 5g。3 剂。

【二诊】2009 年 1 月 26 日：服用 3 剂后症状基本消失。

继服 3 剂巩固疗效。

【按语】胸痹之名称，首见于《内经》。《灵枢·本脏》曰："肺大则多饮，善病胸痹、喉痹、逆气。"《金匮要略》第九篇曰："阳微阴弦，即胸痹而痛。"胸痹多与寒饮、痰浊、血瘀、阴虚有关。心主血脉，心血不足，心失所养，故胸闷、心悸。脾为后天之本，气血生化之源，脾虚则气血生化无源，无力供养心血，肝藏血无源，故乏力、头晕。而心主血脉的正常、脾的运化均依赖于肝疏泄功能的正常。故李老从心脾虚肝郁辨证。以四君子汤合逍遥散加减治疗，患者胸闷等诸多不适，3 剂便消失，疗效如桴鼓。

验案 2　胸痹

黄某，男，64 岁。

【初诊】2013 年 6 月 28 日：反复胸闷痛 2 月余，几乎每日晨起 8～9 时及夜间 8～9 时发作，程度较重，与活动无明显关系，持续 2 分钟左右，发作时觉气短难顺接，无肩背放射痛，无全身汗出，无心悸，无口干苦，胃纳可，睡眠正常，大便难出。舌淡红，白苔较厚，脉弦细。ECG 未见异常。

辨证：心阳虚衰，痰浊痹阻。

治法：通阳散结，祛痰下气。

选方：枳实薤白桂枝汤加减。

药物组成：瓜蒌皮 10g，薤白 10g，桂枝 10g，丹参 15g，枳实 10g，党参 15g，瓜蒌仁 10g，甘草 10g，桔梗 15g。5 剂。

【二诊】2013 年 7 月 4 日：上症明显缓解，大便稍溏，舌淡红，苔白略厚，脉弦细。上方去瓜蒌仁，5 剂。服药后未发作胸闷痛。

2013 年 12 月 23 日随访，患者诉其偶有胸闷痛，发作次数极少，程度轻，仍是持续 2 分钟左右即可缓解。

【按语】《金匮要略·胸痹心痛短气病脉证并治第九》中的第 5 条云："胸痹心中痞气，气结在胸，胸满，胁下逆抢心，枳实薤白桂枝汤主之，人参汤亦主之。"此为治疗胸痹的方药。原方由枳实、薤白、桂枝、川厚朴、全瓜蒌组成，既宣上焦之阳，又导中焦之滞，且能化下焦之阴，使三焦之气通畅，既寓降逆平冲于行气之中，以恢复气机之升降，又寓散寒化痰于理气之内，以宣通阴寒痰浊之痹阻。患者胸阳不振，津液不布，聚而成痰，阻滞气机，结于胸中，则胸闷而痛；胸中阳气不能通达，故见气短难顺接。故以枳实薤白桂枝汤治疗。因人参汤亦可治疗此证，故李老方中加入党参、甘草健脾祛痰，取人参汤之义。李老认为胸痹患者多存在血瘀，故加用丹参活血化瘀。方中以桔梗载药上行，使胸阳振，痰浊降，瘀血消，气机畅，则胸痹而气短诸症可除。

（二）心悸

验案　心悸

杨某，男，43岁。

【初诊】2011年10月10日：心悸10余天，无胸闷痛，无头晕，无明显口干，平素易失眠。舌边红，白苔，脉细略数。

辨证：心气阴两虚。

治法：益气滋阴，养心安神。

选方：天王补心丹加减。

药物组成：柏子仁15g，麦冬15g，茯苓30g，党参15g，远志10g，丹参15g，生甘草10g，炙甘草10g，五味子10g，首乌藤15g，生牡蛎30g，桔梗15g。3剂。

【二诊】2011年10月15日：诉药后无心悸，停药后又发心悸、失眠，舌尖红，有杨梅点，白苔，脉细略数。上方加竹叶10g，取5剂。服药后无心悸。

【按语】根据患者"心悸、易失眠、舌边红、脉细略数"，辨证为心悸，心气阴两虚。故予天王补心丹益气滋阴，养心安神。方中柏子仁、茯苓、远志、首乌藤、五味子养心安神；牡蛎重镇安神；人参、甘草、当归补气养血；麦冬滋阴；丹参清心活血；桔梗载药上行；全方共奏"补益心气、滋阴养血、养心安神"之功。复诊时因"舌尖红，有杨梅点"，故加竹叶清心火而安心神。

（三）不寐

验案 1　不寐

汲某，男，69 岁。

【初诊】2012 年 11 月 26 日：失眠、烦躁 10 余天。患者因家事扰心导致失眠，入睡困难，有时甚或通宵难入眠，睡后易醒，心情烦躁，口干，无口苦，胃纳一般，二便正常。舌红，苔薄黄，脉弦。

辨证：肝经郁热。

治法：疏肝清热。

选方：丹栀逍遥散合栀子豉汤加减。

药物组成：栀子 10g，淡豆豉 10g，牡丹皮 10g，茯苓 30g，白术 10g，甘草 10g，柴胡 10g，牡蛎 30g，鸡血藤 10g，白芍 15g，合欢皮 15g，首乌藤 15g，生地黄 15g。5 剂。

【二诊】2012 年 12 月 1 日：患者诉其服 2 剂药后诸症均明显好转，服 5 剂药后症状基本消失，舌边尖红，苔微黄，脉略弦。继续服用上方 5 剂巩固疗效。后随访未复发。

【按语】《景岳全书·不寐》对不寐原因做了分析："不寐证虽病有不一，然惟知邪正二字则尽之矣。有邪者多实，无邪者皆虚。"本例患者肝郁化火，扰动心神以致不寐，当属实证，治当从疏肝理气、清热解郁入手。栀子豉汤是《伤寒论》中方，由栀子、淡豆豉二药组成，"发汗吐下后，虚烦不得眠，若剧者，必反复颠倒，心中懊憹，栀子豉汤主之"。李老常用此方治疗虚烦不寐，屡屡获效。周声溢曰："肝主睡、主眠。"李老从心、肝论治，以丹栀逍遥散合栀子豉汤治疗。李老临床用药善用药对，合欢皮、首乌藤即为李老常用药对之一，其疏肝解郁安神，用于治疗肝经气滞所致不寐。李老每遇肝郁而化火者，或患者易咽痛属热性体质者，因恐当归太多温燥，常以鸡血藤易当归，此为李老用药特色之一；对于肝经气滞失眠，李老常把茯苓用至30g以加重养心安神之效，此乃李老临床另一用药特色。因患者烦躁，方中配合牡蛎重镇安神，生地黄滋阴清热生津。仅5剂药，患者不寐、烦躁症状消失，收效甚捷。

验案2　不寐

王某，女，52岁。

【初诊】2012年5月10日：睡眠欠佳2年余。患者于2年余前停经后开始出现失眠，心悸，烦躁不安，头晕目眩，精神、食欲不振。曾多次在海口某三甲医院就诊，被诊断为：心脏神经症、围绝经期综合征。平素需服用"安定""唑吡坦"等药物方能入睡。曾先后服用过"酸枣仁汤""朱砂安神丸""甘麦大枣汤"等方剂，疗效欠佳。自 2010 年 11 月 15 日起，服用安眠药后仅能入睡 1～2 小时，严重时可通宵不眠。现患者精神疲倦，情志抑郁，面色萎黄，口稍苦，无口干，大便欠爽，不硬，舌边尖红，薄白苔稍干，脉略弦。

辨证：肝经郁热。

治法：疏肝理气，清热安神。

选方：丹栀逍遥散加减。

药物组成：柴胡 10g，白芍 15g，枳壳 10g，甘草 10g，首乌藤 15g，合欢皮 15g，白术 10g，茯苓 30g，丹皮 10g，栀子 10g，鸡血藤 10g。5 剂。

【二诊】2012 年 5 月 18 日：患者诉服药后睡眠有所改善，现每晚服用 2 片安定及配合中药服用后已能入睡 4～5 小时，无口苦、口干，舌边尖红，薄白苔，脉略弦。于上方去丹皮、栀子，服 10 剂。

【三诊】2012 年 6 月 1 日：目前已少用安定片，可睡眠 7～8 小时，面色较前红润，体重已增加 2 公斤，已无眩晕、心悸等不适，舌脉同前。嘱患者继续服 10 剂巩固。

【按语】《血证论·卧寐》曰："心病不寐者，心藏神，血虚火妄动，则神不安，烦而不寐。"本案之所以从肝论治，乃女子以肝血为本，年过五旬，肝血亏耗益甚，心失所养，故心悸、烦躁；加之久病不愈，肝气不舒，气郁化火，故口苦。火邪上扰则头晕目眩，少寐多梦。方取丹栀逍遥散疏肝清热，透邪外出，首乌藤、合欢皮养心安神。本方用后郁解热除，肝血充足，自然寐实而安。

验案3 不寐

林某，男，34岁。

【初诊】2013年8月21日：反复睡眠欠佳10余年。难入睡，睡后梦扰纷纷，易烦躁，口黏腻不舒，口干，时有口苦，胃纳一般，小便黄，大便正常。舌略红，稍暗，微黄苔，脉弦滑。

辨证：痰热内扰。

治法：清热化痰，宁心安神。

选方：黄连温胆汤合栀子豉汤加减。

药物组成：半夏5g，茯苓15g，陈皮10g，甘草5g，黄连5g，竹茹5g，石菖蒲5g，牡蛎30g，远志10g，丹参15g，琥珀5g（冲服），枳壳10g，淡豆豉10g，栀子10g。3剂。

【二诊】2013年8月26日：诉服用3剂药后睡眠明显好转，无烦躁，口中已无黏腻感，无口干苦，纳佳，尿黄，舌淡暗，白苔微黄，脉弦滑。上方加通草5g。因疗效显著，患者要求带10剂药回家。

【按语】本病案系痰热内扰证，方选黄连温胆汤合栀子豉汤加减。温胆汤出自《备急千金要方》，治大病后虚烦不得眠，此胆寒故也。后世诸家，减生姜用量而治痰热，故方名仍称温胆，而其功用则为清胆。后《六因条辨》中以温胆汤加黄连化裁成黄连温胆汤，本治疗伤暑汗出，身不大热，烦闷欲呕，现代也常用于治疗痰热内扰之不寐。李老即从痰热内扰辨证，予以黄连温胆汤为主方，合用治疗虚烦不眠的经方栀子豉汤。琥珀色红，归心、肝经，可镇惊安神，兼以活血，为本方用药之特色所在，李老还常以琥珀用于血尿、血精之症。对于痰热内扰之不寐，李老常以远志祛痰安神、通草清心安神。本例患者配合牡蛎重镇安神，石菖蒲开窍安神，丹参清心除烦安神。3剂药后，患者顿觉轻松，疗效显著。

验案 4　不寐

李某，女，58岁。

【初诊】2012年11月15日：入睡困难半月余。患者因脑出血后出现入睡困难，每日均需口服安定片镇静，方可入睡，他医曾经予羚角钩藤汤治疗9天，症状无明显改善，胃纳一般，大便干结，小便正常。舌红，苔薄黄，脉弦滑。患者形体肥胖，平素嗜食肥甘厚腻。2012年10月25日因右侧基底节区脑出血曾在海南省人民医院行碎吸术，遗留有左侧肢体活动不利。

辨证：痰热扰心。

治法：清热化痰，宁心安神。

选方：黄连温胆汤加减。

药物组成：黄连 6g，枳实 15g，竹茹 5g，茯神 15g，半夏 5g，淡豆豉 20g，栀子 15g，柴胡 10g，郁金 10g，黄芩 10g，陈皮 10g，煅牡蛎 30g。3 剂。

【二诊】2012 年 11 月 18 日：服药 3 剂，症状较前好转。效不更方，继服 3 剂。

【三诊】2012 年 11 月 21 日：症状基本消失，可安静入睡，无需安定片，大便易解，觉口干，舌淡红，苔薄黄，脉弦细。其乃痰热已去，阴分受损，原方基础上加北沙参 10g，麦冬 15g，6 剂。

【四诊】2012 年 11 月 27 日：服药 6 剂，口干症状好转，睡眠正常。予二陈汤加活血化瘀之药善后。

【按语】但凡中风，既今之脑出血、脑梗死之疾患，医者多从肝阳上亢论治，而投镇肝熄风汤、羚角钩藤汤之滋阴平肝潜阳之品，而李老常告诫吾等，中风之由，多因痰瘀之类，正所谓百病皆由痰做祟也。本例患者素体肥胖，平素嗜食肥甘厚腻，导致脾胃受损，脾失健运，痰浊内生，痰浊郁久化热，痰热内闭而发为中风；后失眠，其病亦因痰热郁久化热，痰热内扰心神所致，故投用黄连温胆汤而获良效。

验案5　不寐

周某，女，58岁。

【初诊】2008年9月9日：睡眠差半月。患者因受到惊吓后出现睡眠差，腹胀，饥饿空虚感，口苦。舌边红，苔微黄厚，脉弦细。

辨证：胆虚烦惊，心神失养，痰热内扰。

治法：清化痰热，和中安神。

选方：黄连温胆汤加减。

药物组成：法半夏5g，茯苓15g，陈皮10g，甘草5g，黄连5g，竹茹5g，石菖蒲5g，牡蛎30g，通草5g，远志10g，木香5g。3剂。

【二诊】2008年9月12日：诉睡眠明显好转。继服3剂巩固疗效。

【按语】《素问·举痛论》曰："百病生于气也。"其一，心主神志，肝主疏泄，调畅情志。张介宾《类经》曾指出："情志之伤，虽五脏各有所属，然求其所由，则无不从心而发。"其二，异常情志活动所致的肝失疏泄，影响脾胃运化，脾失健运，痰浊内生。黄连温胆汤是由唐代孙思邈《千金要方》中温胆汤演绎而来，具有清热、化痰、开窍、醒神之功效。

验案6　不寐

王某，女，49岁，

【初诊】2010年8月20日：少寐3月余，心悸，乏力，梦多，头晕，汗出，无颈项不适，无耳鸣，无口苦，无白带，小腹隐痛。舌红，苔微黄，脉结。月经正常。24 小时心电图：窦性心动过速、频发房早。妇科检查提示宫颈炎。有乙型肝炎病史。

辨证：痰热扰心。

治法：清热化痰，和中安神。

选方：黄连温胆汤加减。

药物组成：半夏 5g，茯苓 15g，陈皮 10g，甘草 10g，黄连 5g，党参 15g，石菖蒲 5g，牡蛎 30g，天麻 15g，远志 10，木香 5g。7 剂。

【二诊】2010 年 8 月 28 日：头晕、汗出明显好转，小腹隐痛缓解，仍少寐，梦多，心悸，无耳鸣，舌边尖红，苔白稍厚，脉结。原方加首乌藤 15g，7 剂。

【三诊】2010 年 9 月 7 日：少寐、梦多、心悸有所好转，下腹部稍胀痛，舌尖红，白苔，脉弦滑。原方基础上加龙骨 30g，7 剂。

【四诊】2010 年 9 月 13 日：上症好转，右腹隐痛，手足麻木，双下肢抽搐，舌脉同前。原方加郁金 15g，7 剂。

【五诊】2010 年 10 月 5 日：专程来门诊致谢，告知上症已完全消失，睡眠质量很好。

【按语】《内经》中对睡眠的机理解释主要是以"营卫学说"为中心的，卫气行于阳则阳经气盛而主动，神出于舍则寤，卫气行于阴则阴经气盛而主静，神入于舍则寐。《灵枢·大惑论》曰："卫气不得入于阴，常留于阳。留于阳则阳气满，阳气满则阳盛，不得入于阴则阴气虚，故目不瞑矣。"当卫气运行失常时，必然会影响到正常的睡眠，主要是以"卫气不得入于阴"为主要病机。随着人们生活水平的提高及工作压力的增大，饮食生活不规律，恣食肥甘厚味，脾胃受损，素食停滞，酿为痰热，上扰心神；或情志不遂，肝郁化火，扰动心神，阳不入阴，而发不寐。《景岳全书·不寐》引徐东皋所言："痰火扰乱，心神不宁，思虑过伤，火炽痰郁而致不眠者多矣。"治疗应予清化痰热，和中安神，方选黄连温胆汤加减。

四、肝胆系病证

（一）眩晕

验案 1　眩晕

颜某，男，65 岁。

【初诊】2011 年 10 月 20 日：头晕 5 天，表现为头部昏沉感，伴有视物旋转、恶心、呕吐，呕吐胃内容物，脘腹不适，不欲饮食，二便正常。舌淡，苔白厚腻，脉弦滑。行头颅 CT 未见异常。患者形体肥胖，平素嗜食膏粱厚味。

辨证：痰浊中阻。

治法：健脾和胃，燥湿化痰。

选方：半夏白术天麻汤加减。

药物组成：半夏 10g，白术 10g，天麻 10g，泽泻 15g，茯苓 15g，石菖蒲 10g，葛根 20g，陈皮 10g，丹参 30g，炙甘草 6g，黄芩 10g，神曲 10g，白术 15g。3 剂。

【二诊】2011 年 10 月 24 日：服药 3 剂，头晕较前好转，无恶心、呕吐。舌淡，苔白稍厚，脉滑。

继服上方 7 剂，症状基本消失。

【按语】古人云"无痰不做眩""无虚不做眩"。李老治疗眩晕，多从脾论治，脾位中焦属土，主运化。患者平素嗜食膏粱厚味，致脾胃受损，运化失司，痰浊内生，痰浊随风上犯脑窍，脑窍不通，故见眩晕发作。方中天麻乃风中之润剂，祛风定眩；半夏、茯苓、陈皮、甘草乃取二陈汤之意，燥湿化痰治其标；然脾乃生痰之源，方中白术益气健脾，杜绝生痰之源治其本；丹参乃取活血通络之意；葛根取其升清降浊之功，视为引药。全方共达健脾和胃，燥湿化痰之功。

验案 2　眩晕（颈椎病）

林某，女，73 岁。

【初诊】2009 年 8 月 27 日：反复头晕约 5 年，恶心、呕吐，加重时视物旋转，颈项不适，无头痛，无耳鸣，无肢体麻木或活动不利，胃纳一般，夜寐、二便基本正常。舌暗红，微黄苔较厚，脉弦滑。有脑梗死、颈椎病、高血压等病史。血压：140/70mmHg。

辨证：痰浊中阻。

治法：祛痰化浊。

选方：半夏白术天麻汤加减。

药物组成：半夏 5g，白术 10g，天麻 10g，泽泻 15g，茯苓 15g，石菖蒲 10g，竹茹 5g，葛根 15g，菊花 15g，丹参 30g，黄芩 15g，钩藤（后下）30g。3 剂。

【二诊】2009 年 9 月 3 日：患者头晕减轻，舌脉同前。血压：130/70mmHg。继续服用上方 6 剂而愈。

【按语】患者年老体弱，脏腑亏虚，肺脾亏损，聚湿生痰，痰浊中阻，清阳不升，脑窍不通，故见头晕；痰浊内阻，胃气不降，故见恶心、呕吐；痰浊郁久化热，故见微黄苔，脉滑；加之久病入络，见舌暗红。临床上属痰湿中阻之眩晕，李老常以半夏白术天麻汤加减治之，方中石菖蒲豁痰开窍醒神；丹参、赤芍活血通络。如合并有颈项不适者，加葛根舒筋缓急；口苦者，加竹茹清热化痰；伴有高血压病者，加钩藤平肝息风。

（二）头痛

验案 1　头痛

莫某，男，32 岁。

【初诊】2008 年 4 月 26 日：反复左侧头痛半年，呈阵发性，休息欠佳时加重，无头晕，无恶心、呕吐，易犯困，睡眠质量一般，二便正常。舌红，有齿印，苔黄，脉弦。患者平素情志抑郁，否认有外伤史。

辨证：脾虚肝郁。

治法：疏肝健脾。

选方：逍遥散加减。

药物组成：柴胡 10g，茯苓 15g，鸡血藤 15g，白芍 15g，白术 10g，黄芩 15g，川芎 10g，白芷 10g，夏枯草 15g，生地黄 15g，牛膝 15g。7 剂。

2008 年 5 月 30 日电话随访，患者诉服用上药后症状明显缓解。先后共服用 15 剂而愈。

【按语】头为肝胆二经所布，肝经行头之巅，胆经行头之侧，本案例以左侧头痛为主，所以从肝胆经论治。患者情志抑郁，肝气郁结，肝失疏泄，络脉拘急而头痛；木郁不达致脾虚不运，故易犯困。患者舌红、苔黄考虑肝郁化热，予黄芩、夏枯草清热，生地黄凉血，当归改为鸡血藤防辛温化燥，并加川芎、白芷止头痛，牛膝引血下行。

验案 2　头痛

吴某，女，35 岁。

【初诊】2010 年 8 月 24 日：反复头痛 1 年，再发 5 天，畏风，无发热，有痰色白，无咳嗽，颈项部疼痛，无汗，无口苦。舌红，白苔，脉弦数。

辨证：风寒入里化热。

治法：发散风寒，解表清热止痛。

选方：荆防败毒散加减。

药物组成：柴胡 10g，荆芥 10g，防风 10g，黄芩 15g，白芷 10g，川贝 10g，川芎 10g，茯苓 15g，桔梗 15g，甘草 10g，葛根 15g。3 剂。

2010 年 8 月 30 日电话随访，患者服用上药后症状好转，后自守上方服用 6 剂而痊愈。

【按语】对于头痛伴畏风的患者，李老考虑风寒外邪上犯于头，清阳之气受阻，气血不畅，阻遏络道而发为头痛；且南方气候炎热，外邪入里易以化热，且舌略红、脉数亦提示有化热之象。方中荆芥、防风、白芷辛温疏风透邪；柴胡、黄芩、川贝清热。李老在选方用药过程中常注重考虑本地气候特点，体现了中医因地制宜的思想。

验案 3　头痛

吴某，男，47 岁。

【初诊】2006 年 8 月 19 日：反复后项及头部疼痛 20 年，疼痛剧烈时血压升高，面红，汗出。舌淡红，白苔，脉弦细。平素血压波动于 120 ～ 180/80 ～ 90mmHg，现血压 130/90mmHg。

辨证：肝阳上亢。

治法：镇肝息风，滋阴潜阳。

选方：镇肝熄风汤加减。

药物组成：白芍 15g，天冬 15g，牡蛎 30g，牛膝 15g，川楝子 15g，山栀子 15g，茵陈 10g，地龙 10g，玄参 15g，葛根 15g，夏枯草 15g。3 剂。

【二诊】2006 年 8 月 30 日：上症减轻，舌脉同前。守前方，3 剂。

【三诊】2006 年 9 月 6 日：上症继续减轻。

共服前方 20 剂而愈。

【按语】李老指出临床上如头痛因高血压病、血管痉挛等引起，考虑阴亏阳亢，肝风内动，气壅脉满，清阳受扰而头痛，均可以本方加减应用。方中代赭石乃矿物类物质，如脾胃不适者慎用，如必须用此药，常配合健脾理气之品，体现了李老临证中注重顾护脾胃的思想。

验案 4　头痛

史某，男，52 岁。

【初诊】2011 年 12 月 28 日：反复左侧头痛 5 年，加重 1 个月。患者 5 年前左侧头部被木头击伤后出现头痛，每于天气变冷时加重。近 1 个月来患者头痛加重，常需服用止痛药止痛，无口苦，无目眩，乏力，睡眠欠佳。舌略红，白苔，脉弦。

辨证：血脉瘀阻。

治法：活血祛瘀，行气止痛。

选方：血府逐瘀汤加减。

药物组成：当归 5g，柴胡 10g，茯苓 15g，鸡血藤 15g，白芍 15g，赤芍 15g，白术 10g，首乌藤 15g，合欢皮 15g，地黄 10g，川芎 10g，白芷 10g，桃仁 10g，红花 10g，牛膝 15g。7 剂。

【二诊】2012 年 1 月 5 日：上症减轻，舌脉同上。守上方 7 剂。

2012 年 1 月 30 日电话随访，患者症状缓解，天气变化时无明显加重。

【按语】李老指出，外伤导致脉络损伤，瘀血阻滞，不通则痛，故头痛；瘀血属阴，故天气变冷则加重。患者睡眠欠佳，加重头痛，故加养心安神促眠之药。方中以桃红四物汤活血化瘀而养血，防纯化瘀之伤正；同时加理气之药，使气行则血行；牛膝引瘀血下行而通利血脉。本方以活血化瘀而不伤正、疏肝理气而不耗气为特点，达到运气活血、祛瘀止痛的功效。

验案 5　头痛（鼻窦炎）

陈某，女，55 岁。

【初诊】2013 年 4 月 13 日：头隐痛多年，以眉心为主，鼻塞，无流涕，无汗出，无畏寒，大便尚可。舌红，白苔，脉弦略滑。曾行头颅 CT 检查提示：鼻窦炎。

辨证：三阳经合病。

治法：辛凉解肌，清泻里热。

选方：柴葛解肌汤加减。

药物组成：葛根15g，柴胡10g，白芷10g，桔梗15g，黄芩15g，羌活10g，甘草10g，防风10g，薏苡仁15g，石膏30g，夏枯草15g。7剂。

【二诊】2013年4月20日：上症稍好转，仍稍感头痛，时有喷嚏、流涕，大便每日2次，稍稀。舌淡红，有齿印，白苔，脉弦滑。上方加山药15g。7剂而愈。

【按语】鼻乃清窍，为清阳之居所，清气之通道。风寒、风热之邪常从皮毛或口鼻而入，内犯于肺，肺气失常，不能宣发肃降而上逆，则鼻窍壅塞，通气不畅而发头痛、鼻塞。加之头为诸阳之会，太阳行头之后，少阳行头之侧，阳明行头之前，本案例中患者反复头痛，以眉心为主，从三阳经合病辨证。当今医者治疗鼻渊多以消炎、通窍为治，西医则动辄穿刺排脓、输液，虽能取效一时，但一遇感冒，旧病复发，究其原因乃清阳无力上冲，浊阴胶结不降所致。临证中李老用羌活、石膏这一药对，辛散通窍，苦寒降浊，使浊阴下降，涤荡污秽，清阳上达，敷布清新，则疗效巩固长治久安。鼻渊的急性期伴头痛，李老常以柴葛解肌汤加减而取得良好疗效；如鼻渊无头痛，流少许浊涕，可予泻白散加减。久病导致鼻黏膜萎缩，鼻涕清稀，可予健脾益气（肺），即从补肺脾方面辨证。另《素问·气厥论》谓"胆移热于脑，则辛颊鼻渊"，提示鼻渊常属肝胆湿热，上移于脑，复感外邪，肺经不利，痰热内蕴，故予夏枯草清肝胆热而散痰结，现代药理研究亦表明夏枯草有抑制球菌和杆菌作用。

（三）瘛疭

验案　瘛疭

何某，男，16岁。

【初诊】2013年7月24日：反复下肢抽搐2年余。患者反复下肢抽搐，多于夜间发作，每周发作多于2次，持续时间短，无肢体疼痛及活动不利。舌淡，苔薄白，脉弦细。平时易喷嚏、流涕，有鼻衄病史。

辨证：肝肾阴虚，肝风内动。

治法：滋补肝肾，平肝息风。

选方：杞菊地黄丸加减。

药物组成：枸杞15g，菊花15g，生地黄15g，山茱萸10g，山药15g，泽泻10g，丹皮10g，茯苓15g，木瓜15g，牛膝15g，白芍15g，天麻15g。5剂。

【二诊】2013年8月2日：诉其服药后未再发生抽搐。舌淡，苔薄白，脉弦细。继服上方5剂。

后随访患者未再发生抽搐，且鼻炎也少有发作。

【按语】瘛疭，语出东汉张仲景《伤寒论》第6条：太阳病……若被火者，微发黄色，剧则如惊痫，时瘛疭。

清·叶天士在《医效秘传》中对瘛疭作了较为完善的解释，其述吴金寿校《医效秘传·卷之二·伤寒诸证论》："瘛疭，瘛者，筋脉急也。疭者，筋脉缓也。急则引而缩，缓则纵而伸，或伸动而不止，名曰瘛疭，俗谓之搐是也。然瘛疭者，风痰也，故癫痫则瘛疭焉。伤寒瘛疭者，皆由汗下之后，脾土受伤，肝木时旺，肺金不能制之，是以木生火，火生热，热生风，风火交织，则手足动摇而搐搦也。"《素问》曰："诸风掉眩，皆属于肝。"风，即抽搐，头部和（或）肢体抽搐。又曰"风胜则动"，肢体抽搐，皆属"风"象。肝主筋，故筋病从肝论治。鼻部为督脉循行所至，故鼻炎可从肾虚论治，本例患者有鼻炎、鼻衄病史，李老结合脉弦细，辨为肝肾阴虚，水不涵木，导致肝风内动，故发作瘛疭，以杞菊地黄丸为主方滋补肝肾，并加入天麻平肝息风，白芍益肝阴养肝血，木瓜平肝疏筋，牛膝引血下行，患者服5剂药后即未再发作抽搐。

五、肾系病证

（一）水肿

验案1　水肿

林某，男，68岁。

【初诊】2012年4月5日：颜面及全身轻度浮肿1

周，时有咳嗽，无咳痰，头晕，无头痛，口淡，不苦，纳眠一般，大便稀，尿少。舌淡，苔白腻，舌边有齿印，脉沉弦。既往有2型糖尿病及糖尿病肾病病史10余年。

辨证：脾肾阳虚夹湿阻。

治法：温阳利水渗湿。

选方：真武汤加减。

药物组成：制附子10g（先煎），生姜10g，桂枝10 g，茯苓皮15g，白术15g，大黄5g，生甘草5g，泽泻15g，桔梗15g，黄芪15g，党参20g，白芍10g。3剂。

【二诊】2012年4月8日，服药3剂后水肿较前消退，无明显头晕。前方加用薏苡仁30g，健脾利水渗湿，服7剂。

【三诊】服完上方，水肿基本消失。嘱予理中丸调理。

【按语】正所谓"诸脉皆沉，当责有水"，《素问》云："治水肿者，乃开鬼门，洁净腑。腰以上者，当以汗而发之，腰以下者，当以利小便者也。"患者久病体虚，脾肾阳虚，水湿不化，泛滥全身，故见全身颜面水肿。李老治疗水肿之证，多从脾论治，脾五行属土，主水湿之运化，脾阳虚衰，运化失职，故见水湿内停，泛滥全身，故发水肿。然土能克水，治之当以温脾阳而利水。方中附子、生姜、桂枝温阳散寒；茯苓皮、泽泻健脾利水渗湿；黄芪、党参、白术、甘草扶正。李老在此方中用大黄荡涤水湿，同煎又可化瘀，意在去其性存其用。全方达到温阳利水之功。后期当以理中丸调理中焦之脾土为要。

验案 2　水肿（风水）

孙某，女，61 岁。

【初诊】2010 年 4 月 18 日：发现眼睑水肿 2 年余，皮肤瘙痒不适，散在丘疹，时有流鼻涕，咽中不适，偶有咳嗽，无痰，腰痛，纳差乏力，尿黄多泡沫，量可，大便成形。舌红，苔微黄薄，脉略数。曾住院治疗确诊为“肾病综合征”，尿常规：红细胞（+），尿蛋白（3+）。现服用强的松每日 10mg。

辨证：湿毒浸淫。

治法：清热解毒利湿。

选方：麻黄连翘赤小豆汤加减。

药物组成：紫苏叶 10g，连翘 15g，赤小豆 30g，苦杏仁 10g，黄芩 15g，生甘草 10g，赤芍 15g，牡丹皮 15g，蒲公英 15g，茯苓 15g，蝉蜕 10g。7 剂。

上症反复，断续服用上方共 72 剂，期间水肿加重时加益母草、白术。

【二诊】2010 年 10 月 10 日，眼睑水肿明显缓解，无皮肤瘙痒，纳差乏力，腰酸，尿黄有泡沫，量可，大便稍稀溏。舌淡红，苔薄白，脉细。现服用强的松每天 5mg。

辨证：脾虚夹热。

治法：健脾益气，清热解毒。

选方：参苓白术散加减。

药物组成：党参 15g，茯苓 15g，生甘草 10g，白术 10g，黄芪 15g，陈皮 10g，山药 15g，连翘 15g，蒲公英 15g，薏苡仁 15g。7 剂。

嘱患者坚持服药，健脾益气利湿，扶正气，以防外邪犯表。服药期曾出现头晕不适，查血压稍升高，上方用太子参易党参，黄精易黄芪，期间复查尿常规：红细胞（＋），尿蛋白（＋～＋＋）。

【三诊】2011 年 3 月 20 日：口干乏力，腰酸痛，无水肿，纳差，二便调，睡眠一般。舌红，苔薄白较少，脉弦细。

辨证：肾虚夹热。

治法：补肾养阴，清热解毒。

选方：六味地黄丸加减。

药物组成：生地黄 15g，山萸肉 15g，山药 15g，牡丹皮 15g，茯苓 15g，泽泻 15g，女贞子 15g，旱莲草 15g，连翘 15g，蒲公英 15g，黄芪 15g，益母草 15g。7 剂。

患者坚持服药，虽不能完全停药，但服用中药后精神状态较佳，能应付日常家务活动，还可下地干活，生活质量明显提高。

【按语】本案例充分反映了李老论治肾病的学术思想，认为本病多虚实夹杂，寒热并见，治疗亦当辨清邪正双方分量，据证用药。浮肿阶段按风水治疗，方用麻黄连翘赤小豆汤加减，以祛邪为主，临床常用紫苏叶代替麻黄，因麻黄辛温发散力强，而且紫苏色红入血分，对改善尿血大有好处。加赤芍、丹皮清热凉血，黄芩、蒲公英清热解毒，茯苓健脾利湿，蝉蜕祛风止痒。浮肿已消，当"观其脉证，知犯何逆"，从脾虚、肾虚着手，脾虚可选参苓白术散加减，肾虚用六味地黄加减，但始终皆用连翘、蒲公英祛除隐伏之毒热。本病缠绵难愈，中西结合，可减少激素用量，减轻并发症和药物毒副作用，提高患者生活质量，大有裨益。

（二）腰痛

验案 1　腰痛（产后腰痛）

陆某，女，26 岁。

【初诊】2013 年 8 月 30 日：生产后腰酸痛、掉发 3 年。家中随地可见掉的头发，尤其是洗头时更是成小束掉，偶有头皮瘙痒，乏力，夜尿多，稍口干。舌淡红，白苔，脉细。平素月经推迟 1 周，量少，色淡。

辨证：肾精亏虚。

治法：补益肾精。

选方：六味地黄丸合二至丸加减。

药物组成：生地黄 15g，山茱萸 15g，茯苓 15g，山药 15g，续断 15g，牛膝 15g，杜仲 15g，益母草 15g，何首乌 15g，女贞子 15g，旱莲草 15g，刺蒺藜 15g，木香 5g。7 剂。

【二诊】2013 年 9 月 11 日：诉服药后，腰酸明显减轻，掉发减少，余症也有明显减轻。舌淡红，白苔，脉细。继服上方 7 剂巩固疗效。

【按语】产后腰酸、掉发为已育妇女常见病，病情缠绵难愈，严重影响生活质量。中医学认为，腰为肾之府，产后肾虚，邪客于腰部产生腰痛。《傅青主女科》认为"胞脉系于肾，腰为肾之府，产后劳伤肾气，损动胞络，或虚未复而风乘之也""产后日久，气血两虚，腰痛肾弱"，指出产后腰痛之本因在肾虚，治疗提出了补肾养荣汤、加味大造丸和青娥丸。李老也认为产后肾虚为产后腰痛、掉发之根本，故以养肾名方六味地黄丸合二至丸加减用之。因患者夜尿多，故去泽泻、丹皮；因患者月经量少，加入益母草活血通经；因恐药物滋腻，加入木香行气；再配合杜仲、续断强腰健骨，何首乌养血生发，刺蒺藜散风止痒，牛膝引血下行。故 7 剂药后症状得以明显减轻。

验案 2　腰痛（慢性肾功能不全）

陈某，女，43 岁。

【初诊】2011 年 10 月 18 日：反复腰酸 2 年，再发

1个月，无双下肢放射痛，无尿痛，未见明显小便混浊，口有热感，乏力，纳食欠香。舌淡红，白苔，脉沉细。血压140/100mmHg。血肌酐、血尿素氮均升高，尿蛋白（2+），尿红细胞（2+）。

辨证：肾脾两虚。

治法：补肾健脾。

选方：六味地黄丸合二至丸加减。

药物组成：生地黄15g，女贞子15g，旱莲草15g，怀山药15g，茯苓15g，泽泻15g，牛膝15g，益母草15g，丹参20g，党参15g，钩藤30g（后下），陈皮10g。5剂。

【二诊】2011年11月15日：腰酸缓解，舌红，有杨梅点，白苔，脉弦。上方5剂巩固疗效。

【按语】腰为肾之府，肾主骨髓，充养腰部，因肾之精气亏虚，骨髓不充，腰脊失养，故腰部酸软。患者无明显畏寒、怕冷，但口有热感，提示为肾阴亏虚，阴虚生内热，结合患者乏力、纳食欠香，故辨证为肾脾两虚证，予六味地黄丸合二至丸加减，滋阴补肾佐健脾之品。方中生地黄滋阴生津；茯苓淡渗利湿，并助怀山药之健运，与泽泻共泄肾浊，助真阴得复其位；牛膝、女贞子、旱莲草滋补肾阴；怀山药、党参健脾益气，全方合而滋补肾阴，健脾益气。

六、气血津液病证

（一）寒证

验案 1　寒厥

莫某，男，47 岁。

【初诊】2013 年 7 月 24 日：身体暴露部位畏风
1 年。患者身体暴露部位畏风，出汗多，畏寒，无手
足冰冷，胃纳可，睡眠可，二便基本正常。舌淡红，薄
白苔，脉细缓。

辨证：血虚寒厥兼气虚。

治法：养血通脉，温经散寒兼以补气。

选方：当归四逆汤加减。

药物组成：当归 10g，桂枝 10g，白芍 10g，细辛
3g，甘草 10g，通草 5g，大枣 10g，桑寄生 15g，黄芪
15g。7 剂。

【二诊】2013 年 7 月 31 日：上症明显缓解，足底
怕凉，汗出减少。舌淡红，薄白苔，脉细缓。上方加牛
膝 15g，7 剂。

【三诊】2013 年 8 月 8 日：下肢稍畏风，已无明显
出汗，舌淡红，薄白苔，脉细缓。上方加川乌 5g，7 剂。
后随访患者无明显畏风，无明显异常出汗。

【按语】当归四逆汤出自《伤寒论》第 351 条："手
足厥寒，脉细欲绝者，当归四逆汤主之。"方中当归补

肝养血，又能行血，《本草正义》曰其"补中有动，行中有补"，故为本方之君药。配以桂枝温经通阳，芍药和营养血，细辛温散血中之寒邪，通草通行血脉，大枣、甘草益脾养营。诸药相合，有散寒邪、养血脉、通阳气之功效，是临床治疗血虚寒凝之证的首选方剂。本例患者虽无手足厥寒，但其暴露部位畏风，全身畏寒，均为血虚寒凝、阳气不达之征，虽症不同，但病机一样，故李老仍以养血通脉、温经散寒治之。因患者出汗多，考虑其存在卫气虚，营卫不和，方中桂枝、芍药调和营卫的同时，加用黄芪补气止汗。后患者因足底凉，加入制川乌以加强温经散寒之效，牛膝以引血下行。李老精选此方，患者服用7剂后症状明显减轻，服用21剂后症状基本消失，效果显著。

验案2　寒厥

李某，女，30岁。

【初诊】2013年8月8日：手足畏寒1年余。患者2012年5月底人工流产后2周淋雨，尔后手足畏冷，夏天仍穿袜、长裤，易生痤疮，无咽痛，月经正常。舌淡红，苔白，脉略细。

辨证：血虚寒厥。

治法：养血通脉，温经散寒。

选方：当归四逆汤加减。

药物组成：当归 10g，桂枝 10g，白芍 10g，细辛 3g，甘草 10g，通草 5g，大枣 10g，牛膝 15g。10 剂。

【二诊】2013 年 8 月 18 日：服药后缓解，可不穿袜，手足凉。舌略红，苔薄白，脉细。继服 7 剂巩固疗效。

【按语】患者小产后血海空虚，淋雨感受寒邪，血虚寒凝，寒邪凝滞肝脉，血行不利，阳气不能达于四末，故手足畏寒。《伤寒论》："手足厥寒，脉细欲绝者，当归四逆汤主之。"李老临证用经方如方证对应，则应用原方，同时又能做到临证加减，活用经方。本例患者以当归四逆汤养血通脉、温经散寒，加牛膝引血下行，故患者服用 10 剂药后症状即缓解，疗效显著。

验案 3　寒厥

黄某，男，57 岁。

【初诊】2012 年 10 月 20 日：手足掌心发凉、双肩部酸冷不适 1 年余，症状多在天气变冷时发作，畏寒，无口干，胃纳、夜寐、二便基本正常。舌淡红，苔白，脉沉缓。

辨证：血虚寒厥。

治法：养血通脉，温经散寒。

选方：当归四逆汤。

药物组成：当归 10g，桂枝 10g，白芍 15g，细辛

5g，甘草 10g，通草 5g，大枣 10g。5 剂。

【二诊】2012 年 11 月 10 日：诉服药后手足掌心已无凉感，双肩部酸冷不适减轻，食后稍腹胀。舌淡红，苔白，脉沉缓。上方大枣改吴茱萸 5g，服 5 剂。后患者症状完全消失。

2013 年 12 月 21 日随访：患者自服药后手足掌心再无凉感，双肩部偶有酸冷感，感叹李老应用中药之神奇。

【按语】本例患者手足掌心发凉，双肩部酸冷不适，李老从血虚寒厥辨证，方证相应，李老应用经方原方。仅 5 剂药患者手足掌心发凉即缓解。因患者二诊时双肩部仍有酸冷不适之感，病位偏上，考虑患者肝经血虚，久有内寒，故加吴茱萸以暖肝散寒降浊，有取当归四逆加吴茱萸生姜汤之义。患者诉食后稍腹胀，李老去大枣以防其滋腻碍胃。患者服用 10 剂药后症状即完全缓解，且未复发，疗效显著。

验案 4　背寒

陈某，女，40 岁。

【初诊】2007 年 7 月 10 日：背部有一巴掌大地方畏风怕冷，反复 3 月余，上肢时稍肿，无口干渴，无咽痛，大便正常。舌淡红，白苔，脉浮缓。

辨证：太阳表虚。

治法：解肌发表，调和营卫。

选方：桂枝汤加减。

药物组成：桂枝 10g，白芍 15g，大枣 10g，生甘草 10g，茯苓皮 15g，生姜 3 片。3 剂。

【二诊】2007 年 7 月 13 日：上症明显减轻，咽痛。舌淡红，白苔，脉弦。守上方 3 剂而痊愈。

【按语】足太阳膀胱经夹背脊而行，若病太阳之经，则其背恶寒。风寒在表，当用辛温发散以解表。本方以桂枝为君药，解肌发表，散外感风寒；芍药为臣，益阴敛营；加茯苓皮淡渗利湿消肿。李老常用生甘草代替炙甘草，以防治咽痛不适等燥热之症；如恶风寒较甚者，宜加防风、荆芥、淡豆豉疏散风寒；体质素虚者，可加黄芪益气，以扶正祛邪；兼见咳喘者，宜加杏仁、苏子宣肺止咳平喘。

（二）汗证

验案 1　自汗

黄某，男，6 岁。

【初诊】2013 年 8 月 14 日：低热、出汗 3 天，自测体温在 37.5℃左右，手足心热明显，出汗以胸背部较多，稍觉口干，无咳嗽，无鼻塞、流涕，胃纳尚可，小便稍黄，大便正常，睡眠易翻转。舌略红，薄黄苔，脉略数。查血常规示正常。

辨证：肺热夹阴虚。

治法：清热兼滋阴。

选方：自拟方。

药物组成：金银花 8g，黄芩 8g，地骨皮 8g，甘草 5g，淡竹叶 5g，山药 10g，桔梗 8g，白薇 8g。3 剂。

【二诊】2013 年 8 月 19 日：服药后症状无明显好转。上方加灯心草 3g，3 剂。

【三诊】2013 年 8 月 23 日：上症仍无明显好转，患者家属诉其夜间出汗多，衣服浸湿，睡眠不安，胃纳一般，大便尚可，舌苔同前。

辨证：阴虚内热。

治法：滋阴清热。

选方：青蒿鳖甲汤加味。

药物组成：青蒿 5g，鳖甲 10g，知母 8g，地骨皮 8g，银柴胡 8g，秦艽 8g，青天葵 8g，乌梅 5g，麦芽 8g，山药 10g。3 剂。

【四诊】2013 年 8 月 27 日：服上药后已无发热、出汗。继服上方 3 剂巩固疗效。

【按语】小儿低热、出汗临床较常见，多从热毒、阴虚及食积辨证。本例患儿初从热毒兼阴虚辨证，但以清热解毒为主，辅以滋阴，疗效欠佳。后考虑患者手足心热明显，夜间汗出多，舌红，以阴虚为主辨证，改以青蒿鳖甲汤加味治疗；3 剂后无发热，汗止，疗效明显。

青天葵为李老治疗发热常用药物，常用于发热不退，效果较好。乌梅为本方用药特色，其味酸、涩，性平，可治疗虚热，因其酸涩，可敛汗。李可高徒郭博信在《中医是无形的科学》谈到"治热不用酸寒，如救火不用水"，外感高热常喜用马齿苋和乌梅，并言此思想源于山西名老中医靳文清先生。

验案 2　自汗

陈某，男，73 岁。

【初诊】2011 年 3 月 25 日：汗出 3 天。患者 1 周前不慎感冒，头痛，咽痛，低热，身体酸困，经当地卫生院静脉滴注抗生素后好转。现汗出，头身困重，自觉汗出黏乎不畅，无咳嗽、咯痰，无恶寒、发热，口苦，纳差，大便黏滞不畅，尿黄、舌红，苔厚腻微黄，脉滑略数。

辨证：湿热蕴结中焦。

治法：清热，利湿，化浊。

选方：甘露消毒丹加减。

药物组成：白豆蔻 5g，藿香 10g，茵陈 10g，薏苡仁 15g，蒲公英 15g，黄连 5g，佩兰 10g，石菖蒲 5g，白术 15g，大黄 5g（后下），白花蛇舌草 15g，枳壳 10g。5 剂。

【二诊】2011 年 3 月 30 日：上症明显缓解，汗出减少，口苦减轻，纳食转佳，大便基本成形。舌略红，厚腻苔转薄，脉滑。上方去大黄，5 剂。

2011 年 4 月 7 日回访：服药后症状缓解，基本痊愈。

【按语】四诊合参，患者乃外感湿邪，遏郁化热，湿热蕴结，出现头痛、咽痛、低热、身体酸困。湿为黏腻之邪，热邪易清，湿邪不易尽除，湿邪与余热蕴结中焦，熏蒸汗液外出，大便不畅。治疗当清热利湿化浊，方选甘露消毒丹加减。本方妙在大黄，用量小，取其荡下，使邪有出路。再诊时大便转实，表明湿热之邪已轻，当停用大黄，不可过用。

验案 3　自汗

姜某，男，30 岁。

【初诊】2010 年 9 月 13 日：动则汗出 1 年余，汗出需吹空调方缓解。患者体壮肉实，乏力，口干苦，腰酸，纳差，尿黄。舌边尖红，苔微黄稍厚，脉弦。曾在他处服用玉屏风及麻黄根、牡蛎、浮小麦等益气收敛止汗之中药，未见缓解。

辨证：湿热内蕴。

治法：清热利湿。

选方：甘露消毒丹加减。

药物组成：白豆蔻 5g，藿香 10g，薏苡仁 30g，黄连 5g，蒲公英 15g，佩兰 10g，石菖蒲 5g，白术 10g，太子参 15g, 茯苓 15g, 淡竹叶 10g。5 剂。

2010 年 9 月 20 日回访: 诉服药后汗出渐缓, 精神好转。

【按语】治疗汗证当首辨外感内伤, 次辨虚实。该患者虽然动则汗出, 有气虚之证, 但结合舌脉及口干苦、尿黄, 辨为湿热内蕴, 内热蒸迫津液外出。方选甘露消毒丹加减, 以芳香化湿、淡渗利湿、健脾化湿与清热利湿相结合。因患者病程较长, 加太子参益气养阴生津, 补津液之不足, 药中病的, 诸症渐消。李老分析: 观其前用玉屏风及麻黄根、牡蛎、浮小麦等, 均为收敛止汗之品, 而汗不止, 后用清热利湿祛邪之剂而汗终得止。因此, 临床当辨证论治, 不可见汗止汗!

验案 4　盗汗

王某, 男, 20 岁。

【初诊】2012 年 11 月 8 日: 入寐后汗出 2 年余, 形体消瘦, 腰酸软, 疲乏感, 甚则心慌, 偶有头昏胀, 午后无低热, 无咳嗽、咯血, 睡眠差, 纳食尚佳, 大便干结, 小便正常, 少寐。舌边尖稍红, 少苔而干, 脉略细数。曾断续服药, 效果不理想。

辨证: 阴虚盗汗。

治法: 滋阴潜阳敛汗。

选方: 六味地黄丸加减。

药物组成：生地黄 15g，山萸肉 15g，茯苓 15g，泽泻 15g，牡丹皮 15g，山药 15g，五味子 10g，浮小麦 30g，牡蛎 30g，龟板 30g，首乌藤 15g，生甘草 10g。5 剂。

【二诊】2012 年 11 月 14 日：服药后汗出缓解，尚有腰酸乏力，偶有心慌，大便转畅。舌红较前减退，薄白苔，脉细。继服 7 剂。

2012 年 11 月 20 日回访：服药后症状明显缓解，因挂号困难，未再诊。嘱服用六味地黄丸 1 个月，以巩固疗效。

【按语】本例患者形体消瘦，素体阴虚，夜间汗出，伤阴更甚，营阴不足，肝阳上浮，而现头昏胀；汗为心液，心阴不足，出现时有心慌动悸。方中六味地黄丸补益肝肾，加五味子、浮小麦益气敛汗，牡蛎、龟板滋阴潜阳，首乌藤交通阴阳，收敛汗之功。丸者，缓也！嘱服用六味地黄丸，滋补肝肾而缓治之！

七、肢体经络病证

（一）痹证

验案 1　痹证（腰椎间盘突出症并椎管狭窄）

冯某，女，65 岁。

【初诊】2009 年 6 月 27 日：腰痛 10 年余，复发加重 1 个月，活动受限，伴双下肢麻木、疼痛，每行走 50 米上症即加重，需休息方能缓解，双小腿肌肉拘紧，夜间偶有抽筋，心烦气躁，口干渴。舌边尖红，微黄苔，脉弦。患者长期服用滋补肝肾、活血通络等中药，效果不佳。

辨证：热痹。

治法：清热通络止痛。

选方：自拟清热祛痹汤加减。

药物组成：苦杏仁 10g，连翘 15g，姜黄 10g，防风 10g，秦艽 10g，桑寄生 30g，鸡血藤 30g，海风藤 15g，络石藤 15g，土鳖虫 10g，牛膝 15g，白芍 15g，生甘草 10g，天麻 15g，延胡索 10g。5 剂。

【二诊】2009 年 7 月 2 日：上症明显好转，疼痛减轻，唯双下肢酸软麻木、乏力，未再发抽筋，舌边尖略红，苔微黄，脉弦弱。上方减延胡索，加太子参 15g，5 剂。

【三诊】2009 年 7 月 7 日：上症继续好转，每次可行走 300 米左右，可行家务劳动。舌略红，苔薄微黄，脉弦。上方减白芍、甘草，加杜仲 15g，续断 15g，7 剂。

【四诊】2009 年 7 月 14 日：上症基本好转，长时间活动后腰酸痛，不影响日常生活，心情舒畅，纳眠佳，舌略红，苔薄白，脉弦。依上方再进 7 剂。

回访：服药后 1 个月电话随访，症状基本缓解，生活自理。

【按语】患者病程较长，反复发作，长期服用温补之药，结合舌边尖红、微黄苔，当从热痹论治。李老治疗热痹证常用自拟方清热祛痹汤加减，该方由宣痹汤演变而来。宣痹汤乃《温病条辨》中的名方，吴鞠通在《金匮要略》"经热则痹"的观点基础上，从风湿热的病因入手，配伍而成宣痹汤。吴氏认为："寒痹势重，而治反易；热痹势缓，而治反难；实者单病躯壳，易治；虚者兼病脏腑夹痰饮腹满等证，则难治。"李老在宣痹汤基础上减防己、半夏之辛，加"三藤一虫"，鸡血藤、海风藤、络石藤，藤类药轻灵，易通利关节而达四肢，土鳖虫善走窜通达，搜风剔络，善深入经隧驱邪外出，搜风通络止痛。白芍配甘草，乃取酸甘化阴、缓急止痛之意，改善小腿肌肉发紧抽筋，加延胡索镇静止痛。二诊患者疼痛减轻，方减去延胡索；考虑"久病多虚"，加太子参益气，气行则血行，通则不痛。三诊热证减退，加重滋补肝肾之品。四诊守方再进7剂，回访基本告愈。

验案2 痹证

左某，女，63岁。

【初诊】2010年5月31日：右上肢疼痛1年余，逐渐出现患侧鱼际肌肌肉萎缩，麻木不仁，活动正常，头昏沉重，咽稍痒，无咳嗽咯痰，无颈项不适，口黏纳差，二便调。舌红，苔微黄腻，脉略弦。右上肢肌力稍减退，余肢体肌力、肌张力正常。既往有慢性咽炎病史20年。

辨证：湿热浸淫。

治法：清热祛湿，通利经脉。

选方：自拟清热祛痹汤加减。

药物组成：苦杏仁10g，连翘15g，姜黄10g，防风10g，桑寄生30g，秦艽10g，鸡血藤30g，海风藤15g，络石藤15g，土鳖虫10g，川木瓜10g，天麻10g，黄精15g。5剂。

【二诊】2010年6月7日：疼痛明显减轻，右侧鱼际肌肌肉萎缩有所改善，咽痒，咳嗽，无痰。舌红，舌根部微黄苔，脉略弦。上方加桔梗15g，生甘草10g，7剂。

【三诊】2010年6月14日：上症继续好转。依上方，7剂。

2010年6月23日回访：服药后诸症明显缓解，慢性咽炎亦明显好转。

【按语】该患者右上肢疼痛逐渐出现痿软不用，加之口黏纳差、舌苔黄腻，考虑湿热浸淫导致痿证，选用李老经验方清热祛痹汤加减，痿痹同治，效果明显。

验案3　膝痹（膝骨性关节炎）

赵某，女，68岁。

【初诊】2012年3月19日：右膝关节疼痛10年余，

近3年加重,活动受限1周,局部热痛,上下台阶疼痛剧烈,蹲起困难,口干,无口苦,睡眠差,食欲佳,大便不畅。舌红,微黄苔稍厚,脉弦略数。

辨证:风湿热痹,肝肾不足。

治法:祛风除湿清热,兼补肝肾。

选方:自拟清热祛痹汤加减。

药物组成:苦杏仁10g,连翘15g,姜黄10g,防风10g,桑寄生30g,秦艽10g,鸡血藤30g,海风藤15g,络石藤15g,土鳖虫10g,牛膝15g,川木瓜10g,薏苡仁30g,合欢皮15g,首乌藤15g,杜仲15g。5剂。

【二诊】2012年3月23日:膝关节疼痛较前缓解,局部仍肿胀疼痛,睡眠可。舌红,舌苔减退,脉弦。守上方,7剂。

【三诊】2012年3月30日:上症好转,上下台阶疼痛减轻,局部热痛明显缓解,纳眠佳,舌略红,薄苔微黄,脉弦。上方减合欢皮,加芦根15g,7剂。

回访:服药后症状明显减轻,生活自理,嘱注意保护关节,加强功能锻炼。

【按语】患者年过七七,肝肾不足,仍强力劳作,筋骨受损,邪气乘虚而入,湿聚热蒸,蕴于经络筋骨,"膝为筋之府",表现为膝关节热痛肿胀;口干,舌红,微黄苔稍厚,大便不畅,均为风湿热痹之象。本患者肝肾不足为本,风湿热邪蕴于经络筋骨为标,本虚标实,故治疗当清补并施，以李老经验方清热祛痹汤加减治疗。方中连翘、秦艽、薏苡仁、防风祛风清热利湿，鸡血藤、海风藤、络石藤合土鳖虫通络祛痹止痛，桑寄生、杜仲、牛膝补益肝肾强筋壮骨以治本，佐以首乌藤、合欢皮解郁养心安神，改善睡眠。李老临床观察发现大部分患者因长期疼痛困扰，伴有睡眠障碍，甚者焦虑或抑郁等，常加首乌藤配合欢皮药对，疏肝解郁、养心安神。本方清中有补，标本兼治，诸症得安。

验案 4　痹证：风湿热痹（痛风）

吴某，男，26 岁。

【初诊】2008 年 12 月 15 日：反复右踝关节疼痛 3 年余，加重 1 周，曾诊断为"痛风"，现右踝关节及右第一跖趾关节红肿疼痛，行走困难，夜间疼痛加重，饮食一般，二便调。舌边尖红，苔薄白，脉弦略数。平素肠胃不适。

辨证：风湿热痹。

治法：祛风除湿，清热止痛。

选方：自拟清热祛痹汤加减。

药物组成：苦杏仁 10g，连翘 15g，姜黄 10g，防风 10g，桑寄生 30g，秦艽 10g，鸡血藤 30g，海风藤 15g，络石藤 15g，土鳖虫 10g，牛膝 15g，川木瓜 10g，薏苡仁 30g，怀山药 15g。10 剂。

【二诊】2008年12月25日：服药后，症状明显缓解。因在香港上班，故托其亲戚代诉，并要求处方30剂，送往香港继续治疗。效不更方，依上方，30剂。

【按语】从痛风的症状表现来看，痛风发作部位以红、肿、热和剧烈疼痛为主，古人辨证多属外邪侵袭，湿热浊毒留注关节，故常以风湿热痹论治。本患者关节局部红肿疼痛，舌边尖红，脉弦略数，结合四诊，辨为风湿热痹，方选李老经验方清热祛痹汤加减。方中苦杏仁开肺气之先，连翘清气分之湿热，配合三藤一虫使里邪有出路，有表里同治之意。秦艽、防风、薏苡仁祛风除湿、舒筋止痛，姜黄合鸡血藤入血分，破血行气，通经止痛。三藤一虫配合，藤类之轻灵与虫药之重深相结合，加强通痹止痛之效。再因患者平素肠胃不适，佐以山药顾护脾胃。方证相对，诸药合用，效果明显。

验案5　痹证（痛风）

江某，男，53岁。

【初诊】2011年10月13日：左踝关节处疼痛2余年，近日加重，呈游走性，可见踝关节局部肿胀。舌略红，白苔，脉弦略数。辅助检查：尿酸增高。

辨证：风湿热痹。

治法：清热祛湿，通络止痛。

选方：自拟清热祛痹汤加减。

药物组成：北杏仁 10g，连翘 15g，姜黄 10g，防风 10g，桑寄生 30g，秦艽 10g，鸡血藤 30g，海风藤 15g，络石藤 15g，牛膝 15g，川杜仲 15g，土鳖虫 10g，生薏苡仁 30g。7 剂。

2011 年 10 月 20 日随访，诉服药后明显好转，关节基本不痛。

【按语】根据患者"左踝等关节处疼痛，呈游走性，局部肿胀，舌略红，脉弦略数"，辨证为痹证，风湿热痹，故予自拟清热祛痹汤加减，清热祛湿、通络止痛。方中杏仁宣发肺气，行气通络；连翘清热；姜黄活血止痛；防风、海风藤、络石藤祛风除湿，通络止痛；秦艽祛风湿热，止痛；生薏苡仁祛湿；鸡血藤补血养血，舒筋活络；牛膝、桑寄生、川杜仲滋补肝肾，强筋骨；土鳖虫破血逐瘀。全方共奏"清热祛湿，通络止痛"之功。

验案 6　痹证

姚某，女，45 岁。

【初诊】2014 年 9 月 25 日：双手指关节疼痛 1 年余。疼痛处无红肿，双手掌和手指脱皮明显，瘙痒，腹胀，无嗳气、泛酸，纳食一般，大便不爽。舌红，苔黄腻，脉弦滑。

辨证：脾胃湿热。

治法：清热利湿。

选方：甘露消毒丹加减。

药物组成：白豆蔻 5g，藿香 10g，绵茵陈 10g，薏苡仁 30g，黄连 5g，蒲公英 20g，佩兰 10g，石菖蒲 5g，白术 10g，枳壳 5g，白花蛇舌草 15g，地肤子 15g。5 剂。

【二诊】2014 年 9 月 30 日：双手指关节疼痛明显好转，腹胀减轻，手掌和手指脱皮减少，但仍瘙痒，口渴。舌脉同前。上方去枳壳，加淡竹叶 10g、白鲜皮 15g，5 剂。

【按语】同为湿热痹证，但本患者腹胀、大便不爽等中焦湿热症状明显，故予甘露消毒丹加减治之。本例病案很好地体现了李老临床同病异治的辨证思想。

验案 7　痹证

刘某，女，56 岁。

【初诊】2013 年 6 月 21 日：右侧背部疼痛 1 周，向右侧胸胁放射，有热辣感，呈阵发性，与活动、呼吸无关，无气促，无发热、畏寒，无咳嗽。舌淡红，苔微黄稍厚，脉弦滑。

辨证：太阳经输不利。

治法：解肌止痛。

选方：柴葛解肌汤加减。

药物组成：柴胡 10g，葛根 15g，白芷 10g，桔梗 10g，黄芩 15g，羌活 10g，防风 10g，石膏 30g，甘草

10g，山药 15g，川楝子 10g。5 剂。

患者未复诊，于 2013 年 6 月 30 日电话随访，诉服用上药 2 剂后症状开始好转，服药 5 剂后症状缓解。

【按语】足太阳膀胱经夹脊背而行，下抵腰中。风寒之邪客于太阳经，致使经气不利，太阳经络循行部位气血不通，不通则通，郁久化热，故见背部疼痛、热辣感。本案例用柴胡、葛根解肌发表，为君药；石膏、黄芩清内郁之热，羌活、白芷解表散寒为臣；桔梗载药上行以达病所；诸药相配，共奏辛凉解肌兼清郁热而止痛之效。李老指出，本方温清并用，侧重于辛凉清热；表里同治，侧重于疏泄透散。方中羌活辛温，气雄而散，味薄上升，宣散太阳之经气，以解表散邪；石膏辛寒，清热泻火，清肺胃实热。一辛温，一辛寒，解表清里并施，相辅相成，发汗不过汗，清里不郁闭。临证时，若无发热，可去石膏，羌活用量减至 5g；如有发热或背部有热感，必用石膏配羌活，且石膏用量为 30g，羌活用量 10g。

（二）痿证

验案　痿证

黎某，女，44 岁。

【初诊】2012 年 10 月 9 日：乏力、腰膝酸软 1 月余，眼睑乏力，胃纳一般，睡眠佳，二便基本正常。舌淡红，薄白苔，脉弦细。

辨证：中气亏虚。

治法：补益中气。

选方：补中益气汤加减。

药物组成：黄芪 15g，党参 15g，白术 10g，甘草 10g，升麻 5g，柴胡 10g，麦芽 15g，枸杞 15g，陈皮 10g，鸡血藤 15g，谷精子 15g。5 剂。

【二诊】2012 年 10 月 22 日：上症明显好转，稍觉乏力及腰膝酸软，眼睑已无明显乏力感，舌淡红，薄白苔，脉弦细。继服上方 5 剂，症状基本消失。

【按语】乏力、腰膝酸软为肾虚常见症状，世医常从肾精亏虚辨证，但患者伴有眼睑乏力，李老见微知著，考虑清阳不升，且舌淡红、薄白苔、脉弦细均是一派中气亏虚之象，故李老从补益中气治疗，加入枸杞、谷精子养肝明目，效果明显。

——— 妇科病 ———

一、月经病

（一）月经不调

验案 1　月经不调：漏证

邓某，女，44 岁。

【初诊】2013 年 4 月 30 日：反复经期延长 1 年。患者每次行经半月方干净，量少，色暗，有血块，无小腹痛，乏力，末次月经 2013 年 4 月 23 日，现未干净。胃纳欠佳，夜寐尚可，二便正常。舌边尖红，苔薄白微黄，脉弦细。有"子宫内膜增厚"病史，并于 2012 年初行子宫刮宫手术。

辨证：肝郁脾虚，血瘀夹热。

治法：疏肝健脾，活血化瘀，凉血止血。

选方：逍遥散加减。

药物组成：柴胡 10g，鸡血藤 15g，白芍 15g，白术 10g，茯苓 15g，甘草 10g，益母草 15g，夏枯草 15g，麦芽 15g，地榆炭 15g，赤芍 10g，郁金 10g。7 剂。

【二诊】2013 年 5 月 7 日：诉其服用第 3 剂药后月经干净。舌略红，白苔，脉弦细。上方去赤芍、郁金，5 剂。

【按语】本例患者月经淋漓不尽，属中医"漏证"范畴，常崩漏并称，相当于现代医学的功能性子宫出血。

治疗应根据病情的缓急轻重、出血的久暂，采用"急则治其标，缓则治其本"的原则，灵活运用塞流、澄源、复旧三法。临床辨证多从肾虚、脾虚、血热、血瘀入手。"肝为女子先天"，主疏泄，司血道，肝失条达，疏泄失司，故经水难以按期而止；脾统血，脾虚则统摄无权，血溢脉外而难止。逍遥散是宋代《太平惠民和剂局方》名方，脱胎于张仲景四逆散、当归芍药散之法。有疏肝解郁、健脾和营之功，主治肝郁血虚所致诸证。地榆炭清热凉血止血，其止血而不留瘀，为李老治疗崩漏证的经验用药，临床遇月经量多，出血时间长者，以单味药地榆炭30g煮水，药凉后滴3滴醋一起服用，此即《太平圣惠方》中地榆汤。方中配合郁金疏肝行气活血，赤芍、益母草活血化瘀，夏枯草清热散结，处方精详周全，服药后，脾气健，肝气疏，故3剂药后血止。

验案2　月经不调：延后无定期

吴某，女，29岁。

【初诊】2012年7月1日：反复月经延后1年。患者诉其每次月经需服用西药来潮，月经量较少，色黑，无下腹痛。末次月经5月19日，自诉本次"打针"10余天月经仍未至，无乳房胀感。胃纳、夜寐、二便基本正常。舌略红，薄白苔，脉略弦。2013年5月8日妇科B超示：多囊卵巢。

辨证：肝郁脾虚，肾虚血瘀。

治法：疏肝健脾，补肾活血。

选方：逍遥散合桃红四物汤加减。

药物组成：柴胡10g，当归15g，赤芍15g，白术10g，茯苓15g，甘草10g，香附10g，川芎10g，桃仁10g，红花10g，泽兰15g，刘寄奴15g，女贞子15g，菟丝子15g，牛膝15g。7剂。

【二诊】2012年7月8日：诉其服用第5剂药后月经来潮，现第3天，量少，色先黑后红，无瘀块，无下腹痛，无乳房胀痛。舌淡红，白苔，脉略弦。继服上方7剂。

【三诊】2012年7月15日：患者诉其12日月经干净，方中去桃仁、红花、泽兰、刘寄奴、香附，加益母草15g，生地黄15g，7剂。

【按语】《医学正传·妇人科》云："月经全借肾水施化，肾水既乏，则经血日益干涸，渐而至于闭塞不通。"《素问》云："肾气盛，天癸至，太冲脉盛，月事以时下。"可见妇女月经与肾关系密切，且肾主藏精，精生血，精血同源，故补肾是根本。而脾为后天之本，为气血生化之源。薛立斋曰："血者，水谷之精气也，和调于五脏，洒陈于六腑，妇女则上为乳汁，下为月水。"如脾虚，气血生化乏源，血海空虚，则经血量少，故调经需健脾。"血道由肝"，欲使血海满盈，溢于胞宫，如时而下，还当疏肝。李老认为多囊卵巢多与肾虚、痰瘀相关，治疗当养肾阴、肾精，活血，化痰。方中女贞子、菟丝子补肾益精，李老用此二味药取五子衍宗丸之义；桃仁、红花、泽兰、刘寄奴、川芎活血调经，配合香附疏肝理气活血，得气行则血行之义，并以牛膝引血下行；临证根据患者具体辨证，或去刘寄奴、红花，加桂枝，取苓桂术甘汤之义，以化痰饮。服药后肾气足，血海充，月经来潮。月经干净后，李老去活血之峻药，改以益母草活血调经，兼利水化痰，以治其本；加用生地黄合黑逍遥散之义，以养血疏肝、健脾和中。李老认为，月经未至，当加强活血化瘀之力，以"瘀血不去，新血不生"之义；当月经干净后，则需调补肝肾，健护脾胃，以充肾水，益气血。李老在临床遇多囊卵巢致月经不调患者，每以此方法进行调理，屡获良效。曾有1例张姓多囊卵巢患者，婚后2年未孕，2011年2月开始就李老服用中药，以此方适当加减，服药2个月后患者怀孕，现已育有1男婴。

验案3 月经后期

邓某，女，26岁。

【初诊】2011年10月27日：月经延后1月余。经前乳房、胸胁胀痛，烦躁，经行下腹痛，经量少，色黑，无瘀块。舌边红，微黄苔，脉弦细数。平素月经延后，末次月经2011年10月17日，现已干净5天。乳腺彩超提示乳腺增生。

辨证：肝郁血虚兼热。

治法：疏肝解郁，养血清热。

选方：丹栀逍遥散加减。

药物组成：鸡血藤 15g，白芍 15g，赤芍 15g，柴胡 10g，茯苓 15g，白术 10g，生甘草 10g，丹皮 10g，山栀 10g，合欢皮 15g，生地黄 15g，女贞子 15g，丹参 15g。7 剂。

【二诊】2011 年 11 月 15 日：患者自诉 11 月 14 日月经来潮，量一般，色不黑，下腹稍痛，嘴角有疱疹。舌淡红，微黄苔，脉弦。生地黄 15g，当归 5g，白芍 15g，柴胡 10g，茯苓 15g，白术 10g，生甘草 10g，川楝子 10g，牛膝 15g，黄柏 15g，麦芽 15g。7 剂。

【三诊】2011 年 11 月 24 日：月经干净 4 天，血块较多，较黑。舌淡红，白苔，脉弦。上方基础上加丹参 15g，服 7 剂。

【按语】女子以肝为先天，肝主疏泄，肝藏血，肝疏泄失常，气机郁结，血为气阻或肝血不足，运行迟滞，则经行延后，经血量少，色黑；经行气血不畅，故可见下腹痛、乳房胀痛；气郁化热，肝火上炎或肝血不足，不能平抑肝阳，故见烦躁。原丹栀逍遥散方中的芍药单取白芍，取其养血敛阴、柔肝缓急之功；此例中白、赤二芍同用，为一大特色，因气滞则血瘀，且本例中又有化热之象，取赤芍可活血化瘀止痛兼清热凉血，可谓一石多鸟。当归活血补血，其性辛温，而鸡血藤相对性平，故在热象明显时用鸡血藤代替当归。地黄补血养阴，熟地黄性温，补血养阴之功较生地黄强，但生地黄有清热凉血的功效，此例中有热象，故取生地黄。可见根据药性选药，亦为李老用药特色之处。

（二）经行腹痛

验案 1　经行腹痛

柯某，女，20 岁。

【初诊】2013 年 8 月 7 日：痛经半年，经来前 2 日需卧床休息，疼痛剧烈时面色苍白，欲吐，经色黑，有少许血块，平素白带黄，身体消瘦。舌淡红，苔薄，脉弦。末次月经 2013 年 7 月 18 日。

辨证：气滞血瘀。

治法：行气活血，祛瘀止痛。

选方：逍遥散加减。

药物组成：柴胡 10g，鸡血藤 15g，赤芍 15g，白术 10g，茯苓 15g，甘草 10g，白芍 15g，薏苡仁 15g，桃仁 10g，益母草 15g，川楝子 10g，白花蛇舌草 15g。7 剂。

【二诊】2013 年 8 月 31 日：诉其服用 7 剂药后 3 天即 8 月 17 日月经来潮，无痛经，无血块，现月经已干净。上方去桃仁，加麦芽 15g，服 7 剂。

【按语】经行腹痛最早见于张仲景《金匮要略·妇人杂病脉证并治》:"带下经水不利,少腹满痛,经一月再见者,土瓜根散主之。"创立了活血止痛的治疗法则。经中腹痛多由气滞血瘀所致,气行则血行,治瘀必行气。李老认为,经带同病,治经必治带,故临证每遇月经不调或经行腹痛患者,李老必问带下情况,经带同治。本病案中患者白带黄,李老加入薏苡仁、白花蛇舌草健脾利湿止带,为李老治疗带黄常用药对。再配合桃仁活血化瘀,川楝子行气止痛,故患者服药后气行畅,瘀血化,腹痛消失。

验案 2　经行腹痛

黄某,女,24 岁。

【初诊】2012 年 5 月 5 日:经行腹痛 8 年,每次月经来时乳房、下腹部胀痛明显,伴有口舌生疮,月经色紫黑,量少,有血块,口干,食欲、睡眠欠佳。舌边尖红,有杨梅点,白苔微黄,脉弦略数。

辨证:肝经郁热。

治法:疏肝解郁清热。

选方:丹栀逍遥散加减。

药物组成:柴胡 10g,白芍 15g,枳壳 10g,甘草10g,丹皮 10g,栀子 10g,鸡血藤 10g,茯苓 30g,白术10g,生地黄 15g,白花蛇舌草 30g,丹参 15g,淡豆豉

10g，合欢皮 15g，首乌藤 15g。7 剂。经前 1 周服。

【二诊】2012 年 6 月 25 日：患者诉本月月经来时乳房、下腹部胀痛已不明显，口舌生疮减少，睡眠、食欲改善。舌边尖红，白苔微黄，脉弦略数。上方去淡豆豉、合欢皮、首乌藤，于经前 1 周服 7 剂。

【三诊】2012 年 7 月 24 日：诉本次月经来时乳房、下腹部无疼痛感觉，无口舌生疮，睡眠、食欲可，舌脉同前。嘱患者再服用 2 个疗程巩固。

【按语】妇女以血为本，血赖气行，气血调和则经水通畅，冲任充盈。若肝气不舒，气血失调，气滞血瘀，月经不通则痛。乳房、下腹部属肝经，本例患者月经来时乳房、下腹部胀痛明显，伴有口舌生疮，月经色紫黑量少有血块。此乃肝经气滞血瘀，郁而化热为患。《张氏医通·妇人门上·经候》曰："大抵妇人受气则气乱，经期亦乱，故人调经以理气为先"。故以丹栀逍遥散加减，丹皮、栀子清泻郁热，白术、茯苓、鸡血藤健脾养血，淡豆豉宣郁除烦，生地黄、丹参清热凉血，白花蛇舌草解毒散结，首乌藤、合欢皮养心安神。郁热、瘀血去除，使气机通畅，通则不痛。

二、乳癖

验案　乳癖

王某，女，25岁。

【初诊】2013年1月7日：乳房胀痛1年余，经期加重，大便稀烂，无口渴，易心烦。胃纳、夜寐、二便基本正常。舌淡红，白苔，脉略弦。2012年11月行乳腺B超发现乳腺纤维瘤。平素月经基本正常。

辨证：肝郁脾虚痰阻。

治法：疏肝健脾，化痰散结。

选方：逍遥散加减。

药物组成：柴胡10g，白芍15g，赤芍15g，白术10g，茯苓15g，甘草10g，郁金15g，鸡血藤15g，青皮10g，瓜蒌仁10g，橘核10g，贝母10g，佛手10g。7剂。

【二诊】2013年1月18日：乳房无胀痛，大便成形。舌淡红，白苔，脉略弦。继服上方7剂。

【按语】足厥阴肝经经行乳下，肝气郁结，肝失疏泄，气血逆乱，气不行津，津液凝聚成痰，阻于乳络则为乳中肿块疼痛。《疡科心得集》曰："乳癖由肝气不疏，郁结而成。"逍遥散为疏肝解郁之要方，故以此方加减治疗。青皮、橘核为李老常用理气散结之药对，常与瓜蒌、贝母、夏枯草相须为用；如纤维瘤较大，则以青皮配五灵脂加强活血散结之效；如疼痛严重，则加入金铃子散加强理气止痛之效。全方共奏疏肝健脾、理气化痰、活血散结之效。

三、胎动不安

验案　胎动不安

蔡某，女，27岁。

【初诊】2013年5月6日：患者怀孕9周，下腹坠痛，腰酸乏力，伴干呕1周，心烦少寐，无阴道出血，入睡困难，舌边红，薄白苔，脉略滑。患者4年前初次妊娠，五六个月而坠。后再次怀孕，六七个月出现下腹部隐痛，胎动下血，经李老调治后，顺产一女。

辨证：肾气不足。

治法：补肾安胎。

选方：寿胎丸加减。

药物组成：桑寄生15g，菟丝子15g，续断15g，生地黄15g，五味子10g，砂仁（后下）5g。5剂。

2013年6月3日回访：服药后上症明显缓解，未再服药，正常待产。

【按语】孕后出现腰酸乏力，且下腹坠痛，乃肾气不足，而有坠胎之象，治当补肾安胎。上方为张锡纯之寿胎丸加减。张氏认为菟丝无根，其善吸他物之气化以自养，且菟丝子大补肾气，助胎儿善吸其母之气血；寄生根不着土，寄生树上，亦善吸空中气化之物，《本经》谓其能安胎；续断乃补肾之药，而其节之断处，皆有筋骨相连，大有连属维系之意。李老考虑患者心烦少寐、舌边红，加生地黄以滋肾中之阴，加五味子酸甘宁心安神，神安则胎亦安，少佐砂仁温中止呕、安胎，而且防生地黄性寒碍胃。方中药物动静结合，诸药合用，肾气充足，胎气得安。

男科病

一、阳痿

验案 阳痿

潘某，男，34 岁。

【初诊】2013 年 1 月 23 日：性功能下降 3 月余。患者性功能减退，阳具举而不坚，稍感腰酸，尿无分叉，无异常分泌物，无下腹疼痛，夜尿 2 次。胃纳、夜寐、大便基本正常。舌红，苔薄白，脉弦细。

辨证：肾虚精亏。

治法：补肾益精。

选方：六味地黄丸合五子衍宗丸加减。

药物组成：熟地黄 15g，山茱萸 15g，茯苓 15g，丹参 15g，山药 30g，牡丹皮 15g，菟丝子 15g，女贞子 15g，覆盆子 15g，淫羊藿 15g，枸杞子 15g，巴戟天 15g。15 剂。

【二诊】2013 年 2 月 7 日：诉服药后病情明显好转，稍感腰酸，夜尿 1 ~ 2 次，舌红，苔薄白，脉弦细。上方加杜仲 15g，服 15 剂。

【按语】肾为先天之本，肾主封藏，可防止精气之亡失。肾精亏耗不能荣于阴器，故宗筋痿软不起。从肾论治为阳痿基本治则，临床以为常法。李老也从肾论治，以六味地黄丸合五子衍宗丸治疗，共奏补肾益精之效。但方中加入丹参，则为画龙点睛之药。阴茎之所以能勃起，依赖的是血液流进阴茎的海绵体里，海绵体充血胀大。现代研究发现，大约50%的阳痿是阴茎血管病变引起的，因血管狭窄，导致血液无法及时流进阴茎。丹参有活血化瘀，调理气血之功，能扩张血管，加快阴茎内血液循环流速，增加毛细血管网，从而改善局部血液循环及组织的新陈代谢，振奋其功能，从而达到治疗阳痿的目的。李老用药不拘泥，对于病证常结合现代医学的研究，临证结合一些药物的现代药理研究用药，或配合现代文献报道证实对于治疗某病或某症有效的药物，常收效显著，本例方中丹参即是，此也为李老临床用药特色之一。

二、不育症

验案　不育症

李某，男，34岁。

【初诊】2013年5月7日：婚后6年未育，性生活正常，阴囊潮湿，无阳痿早泄，无尿频、尿急、尿痛，无尿分叉，纳食佳，睡眠可，大便正常。舌尖边红，苔白，脉弦细。查精液常规示：A级0%，存活率10%，白细胞（+++）。2009年患前列腺炎，4年前因精索静脉曲张行结扎术。

辨证：肾虚夹热。

治法：补肾养精，清热利湿。

选方：六味地黄丸加减。

药物组成：茯苓 15g，山萸肉 10g，黄柏 15g，生地黄 15g，山药 15g，泽泻 15g，丹皮 15g，白花蛇舌草 30g，川楝子 10g，车前子 15g，蒲公英 15g，牛膝 15g，王不留行 10g，黄芪 15g。7 剂。

【二诊】2013 年 5 月 14 日复诊，服药无不适，大便稍溏烂，小便通畅，量多。舌边尖红较前减轻，苔白薄，脉弦细。上方去车前子，加山药至 30g，夏枯草 15g，7 剂。

患者坚持服药，上方加减，逐步加大滋补肝肾之品，如女贞子、旱莲草等，逐渐减少清热利湿之品用量。服药至 6 月 8 日复查精液常规示：A 级 5%，存活率 15%，白细胞（++）。服药至 8 月 9 日复查精液常规示：A 级 10%，存活率 40%，白细胞（++）。

【按语】李老认为治疗男子不育，尤其注意前列腺液与精子的关系，两者犹如水跟鱼的关系，前列腺液为水，精子就好像水中之鱼。如果前列腺炎症，表现为阴囊潮湿、尿后滴白等，检查前列腺液或精液白细胞阳性，如此必须注意治水，改善鱼之生活环境，精子自然恢复活力。方中六味地黄补肾养精，加白花蛇舌草、蒲公英、车前子等清热利湿，坚持服药，共奏佳效。诸医皆知补肾养精，如只知治鱼，弗知治水，效将折矣！

三、淋证

验案 淋证（前列腺炎）

王某，男，38 岁。

【初诊】2012 年 9 月 5 日：小便窘迫不适 3 月余，大便时尿道口滴白，脐周隐痛，心烦易怒，口苦，口臭，口黏，阳举不坚，早泄，阴囊潮湿，纳差，大便不畅，小便黄。舌红，苔黄腻较厚，脉弦滑略数。曾查前列腺液，诊断：前列腺炎。有高血压病史 2 年。

辨证：肝经湿热。

治法：清肝利湿。

选方：龙胆泻肝汤加减。

药物组成：龙胆草 10g，山栀子 15g，黄芩 15g，通草 5g，泽泻 15g，车前子 15g，生甘草 10g，白花蛇舌草 30g，王不留行 10g，牛膝 15g，薏苡仁 15g，鸡血藤 15g，蒲公英 15g，竹茹 10g。5 剂。

【二诊】2012 年 9 月 15 日复诊，口苦、口臭、心烦易怒缓解，余症基本同前。舌红，黄厚腻苔稍退，脉弦滑。上方加茯苓 15g，7 剂。

患者断续服药 20 剂后，2012 年 10 月 9 日复诊：小便窘迫不适明显减轻，无尿后滴白，无明显口苦，稍乏力，心情舒畅，阳事举而不坚稍缓解，但仍有早泄，纳眠可，大便调。舌略红，苔薄白微黄，脉弦略滑。

辨证：肾虚夹热。

治法：补肾兼清下焦湿热。

选方：六味地黄丸加减。

药物组成：茯苓 15g，女贞子 15g，旱莲草 15g，生地黄 15g，山药 15g，泽泻 15g，丹皮 15g，白花蛇舌草 15g，蒲公英 15g，牛膝 15g，王不留行 10g，黄芪 15g，黄柏 15g。7 剂。

经上方加减，服药 1 个月后，临床症状明显减轻。嘱患者戒烟限酒，忌辛燥助热之品。

【按语】李老认为，此例虽阳痿早泄，但忌滥补过补，世医只知肾虚致痿，而不知湿热亦可以致痿。因为肝之宗筋交于阴茎，湿热蕴结肝经，导致肝经不用而阳痿早泄，口苦口臭，阴囊潮湿等。治疗要有方寸，不可操之过急，自乱阵脚。早期，舌红、舌苔黄厚腻、脉滑数有力等湿热之象明显时，用龙胆泻肝汤加减，治疗中依病情逐步减轻苦寒清热之品，酌加白术、茯苓、黄芪健脾益气之品；后期，按肾虚夹热辨证治疗，方选六味地黄丸加减，加白花蛇舌草、蒲公英、黄柏等清热利湿之品。

五官科病

一、口腔病证

（一）舌痛

验案 舌痛

钟某，女，47岁。

【初诊】2009年7月18日：舌热痛、口干反复半年，口稍苦，小便黄，大便干。舌略红，薄黄苔，脉略数。

辨证：心胃积热。

治法：清心火，除胃热。

选方：导赤散加减。

药物组成：生地黄30g，通草5g，淡竹叶10g，甘草10g，黄柏15g，蒲公英15g，麦冬15g，白花蛇舌草30g，竹茹5g。5剂。

【二诊】2009年7月23日：服药后症状明显好转。继服5剂巩固疗效。后症状基本消失。

【按语】心开窍于舌，心火亢盛，循经上炎，故见舌热痛不适；火热内灼，阴液被耗，故见口干渴；口苦、大便干则为胃火亢盛所致；舌略红、薄黄苔、脉略数均为心胃积热之象。李老临证对于舌之诸病皆从心辨证论治，对于舌热痛或舌生口疮诸病则考虑心胃积热，以导赤散加减治疗。导赤散出自《小儿药证直诀》，清心利水养阴，主治心经火热诸证。黄柏主泻相火而清湿热，为治疗口舌诸病要药；蒲公英、白花蛇舌草清心胃热，为李老治口舌诸病的常用药对。配合麦冬滋阴清心热，竹茹清胃火。10剂药后，心火降，胃火清，患者半年之疾得以治愈。

（二）口破

验案　口破（口腔扁平苔藓）

刘某，女，35岁。

【初诊】2013年4月16日：口腔两颊部被白色舌苔样物3个月，饮食时疼痛，口涩，黏腻感，无口渴，尿稍黄，睡眠一般，大便成形。曾在市人民医院及省人民医院诊断为"口腔扁平苔藓"，经治疗均无明显好转。舌淡红，有齿印，白苔，脉弦缓。

辨证：脾虚湿阻。

治法：健脾化湿。

选方：藿香正气散加减。

药物组成：藿香10g，苏梗10g，陈皮10g，茯苓15g，白术10g，厚朴5g，佩兰10g，苍术10g，薏苡仁15g，白花蛇舌草15g，石菖蒲5g。7剂。

【二诊】2013年4月23日：上症无明显改善，舌中疼痛，口有异味，舌淡红，白苔，脉弦缓。上方加淡竹叶10g，蒲公英15g，7剂。

【三诊】2013 年 5 月 3 日：上症仍无明显改善，舌淡，苔白稍润，脉缓。考虑脾虚湿盛，以健脾利湿为法，用参苓白术散加减。具体方药如下：党参 15g，白术 10g，茯苓 15g，生甘草 5g，竹茹 5g，陈皮 10g，薏苡仁 15g，白花蛇舌草 15g，砂仁 5g（后下）。7 剂。

【四诊】2013 年 5 月 10 日：上症稍减轻，舌淡红，苔白稍厚，脉缓。依上法，加怀山药 15g，7 剂。

【五诊】2013 年 5 月 18 日：上症仍改善不明显，口腔有热感，两颊红斑，稍痛，舌边红，白苔较厚，脉弦。从脾胃湿热辨，以甘露消毒丹加减，具体方药如下：白豆蔻 5g，藿香 10g，茵陈 10g，石菖蒲 5g，薏苡仁 15g，黄连 5g，蒲公英 15g，佩兰 10g，白术 10g，淡竹叶 10g，白花蛇舌草 15g。7 剂。配合鲜白花蛇舌草 30g 含漱。

【六诊】2013 年 5 月 31 日：上症减轻，大便成形，舌淡红，白苔，脉略弦。上方加茯苓 15g，5 剂。

【七诊】2013 年 6 月 13 日：上症继续减轻，口唇（下）有白膜（剥），舌淡红，有齿印，白剥苔，脉略弦。继续服用上方，5 剂。

【八诊】2013 年 6 月 17 日：上症继续减轻，口唇（下）有白膜。继服上方，3 剂。

【九诊】2013 年 6 月 26 日：上症继续减轻，左颊仍有少量苔藓，舌淡红，白苔，脉略弦。继服上方，3 剂。

回访：2013 年 7 月 20 日：服药后患者症状基本缓

解。后患者慎饮食，未复发。

【按语】口腔扁平苔藓是发生在口腔黏膜的原因不明的一种常见的非感染性慢性炎性疾病，主要发生部位为颊黏膜，其次为上牙龈、舌和下唇，女性患者居多，具有迁延反复、病程冗长、久治不愈的特点，且具有潜在的癌变可能性。西医治疗副作用大，且难治愈。口腔扁平苔藓与中医学"口破"最为相似，中医辨证多以湿热、血瘀、郁火论邪实，气血、肝肾不足论其虚，治疗大多以清热利湿、活血化瘀、滋阴降火、益气和血为主。近年文献研究提示，气虚血瘀及肝肾阴虚型患者较多，且治疗效果较好；而脾虚湿阻和脾胃湿热型患者有效率相对较低，病程较长。李老从脾虚湿阻辨证，先后以藿香正气散及参苓白术散加减均无明显疗效；后患者口腔有热感、两颊红斑、苔较厚，李老考虑湿浊日久，郁而化热，故以脾胃湿热辨证，且湿热并重，故以甘露消毒丹加减治疗。方中白豆蔻、茵陈、厚朴加强了清热利湿之功，薏苡仁、白术、茯苓健脾利湿，淡竹叶清心胃郁热，故水湿得以运化，病证得以痊愈。

（三）口疮

验案1　口疮（口腔溃疡）

杨某，男，47岁。

【初诊】2013年7月27日：口腔黏膜多发口疮2

月余，疼痛，嘴唇均溃烂，口难张开，伸舌难出，口干，乏力，食欲不佳，小便黄，大便稍干，睡眠差。曾多处求医治疗不仅无效，反而出现不适反应。舌尖略红，苔因患者伸舌难出而难见，脉略数。患者 2013 年初曾因白血病行骨髓移植术，现坚持服用抗排斥药。

辨证：心胃积热，气阴两虚。

治法：清心胃热兼益气养阴。

选方：导赤散合生脉饮加减。

药物组成：生地黄 15g，通草 5g，淡竹叶 10g，甘草 10g，地骨皮 15g，太子参 15g，麦冬 15g，白花蛇舌草 15g，麦芽 15g，怀山药 15g，黄柏 15g。2 剂。配合白花蛇舌草 30g 煎水含漱。

【二诊】2013 年 7 月 29 日：服药后症状有所好转，口疮已无疼痛，腹胀，无腹痛，舌脉基本同前。上方加入木香 5g，服 3 剂。

【三诊】2013 年 8 月 1 日：上症继续好转，口唇边已结痂，无腹胀，舌脉基本同前。继服上方 5 剂。

【四诊】2013 年 8 月 6 日：上症继续好转，口疮无疼痛，唇缘均已结痂，口微开，伸舌不出，乏力，睡眠差，舌尖红，苔难见，脉略细数。上方去地骨皮，加黄精 15g，合欢皮 15g，首乌藤 15g，6 剂。

【五诊】2013 年 8 月 12 日：患者诉服用上方后再次出现腹胀。去黄精，改黄芪 15g，7 剂。

【六诊】2013 年 8 月 19 日：患者口疮基本好转，唇痂皮脱落，露出新皮，口能微开，舌仍难伸出，睡眠较前好转，舌尖略红，脉细。继服上方，7 剂。

【七诊】2013 年 8 月 27 日：患者诉口干，眼干涩感，睡眠一般。上方去首乌藤，加石斛 10g，6 剂。

【八诊】2013 年 9 月 2 日：患者服用现已无明显不适，舌尖略红，脉略细。上方去木香，7 剂。

【九诊】2013 年 9 月 9 日：患者诉无明显不适，口稍张开，稍伸舌出，睡眠尚可，舌尖稍红，白苔，脉略细。继服上方 20 剂巩固疗效。

【按语】口腔溃疡，古称"口疮""口糜"等，主要病因为"内火"：心火上炎、胃肠积热、脾失健运、肝胆湿热或阴虚火旺。《素问·至真要大论》"诸痛痒疮，皆属于心"，说明了疮证与心密切相关。李老临证治疗口疮，多从心胃积热辨证，以导赤散加减治疗。患者口疮多发、嘴唇溃烂、口干、小便黄、大便干均为心胃积热之象，但本例患者行大手术后，有乏力、口干，考虑存在气阴两虚，导致虚火内生，故为虚实夹杂、因虚致实之证。李老以导赤散清心胃积热，配合太子参、麦冬益气养阴，以此为主方，再加地骨皮清心火、退虚热，黄柏、白花蛇舌草清热解毒，怀山药、麦芽健脾开胃，依患者病症变化，加入木香行气除胀（八诊时因恐患者长期服用木香生燥热，故去之），黄芪益气，合欢皮、首乌藤养心安神，石斛滋阴明目兼安眠，故患者服药后不仅无不适，且疗效满意。

验案2　口疮（口腔溃疡）

梁某，女，56岁。

【初诊】2011年11月1日：反复口腔溃疡2年，再发1个月，多时达五六个溃疡灶，咽干，大便较干，睡眠一般。舌红，苔白厚，脉细数。

辨证：心胃积热兼阴虚。

治法：清热养阴。

选方：导赤散加减。

药物组成：生地黄20g，竹叶10g，生甘草10g，通草5g，黄柏15g，麦冬15g，怀山药20g，白花蛇舌草15g。5剂。同时每日配合白花蛇舌草30g漱口。

【二诊】2011年11月5日：上症未减轻，大便稍溏。舌边红，微黄苔，脉弦略数。上方去麦冬，加佩兰10g，怀山药加至30g，5剂。继续配合白花蛇舌草漱口。

【三诊】2011年11月11日：上症未减轻，大便溏烂。舌边红，微黄苔，脉弦略数。改以沙参麦冬汤加减。

北沙参15g，麦冬15g，怀山药15g，桑叶10g，蒲公英15g，竹叶10g，通草5g，半夏5g，金银花15g，芦根15g，白花蛇舌草15g。5剂。同时配合白花蛇舌草漱口。

【四诊】2011年11月15日：上症明显减轻。原方加生地黄 15g，5 剂。同时配合白花蛇舌草漱口。5 剂后溃疡基本治愈。

【按语】《素问·气交变大论》云："岁金不足，炎火乃行……民病口疮。"认为：口疮发病多与火热之邪有关。火热有实证、虚证之分，临床上多虚实夹杂，治疗上应考究分寸的拿捏。因心开窍于舌，脾开窍于口，故口腔火热多来自心及脾胃。一诊时生地黄、竹叶、通草、黄柏、白花蛇舌草清实热为主，生地黄、麦冬滋阴清虚热，疗效不显，考虑可能是治疗力度不够，也可能是治疗时间不够，故二诊时继续原清热方案，然疗效仍不显；三诊时加强滋阴清热的力度，以沙参麦冬汤加减，疗效明显。李老用药非常注意顾护脾胃，本例中清热之药为主，恐寒凉伤脾胃，遂一诊时即予怀山药健脾。导赤散原方中木通上清心火、利尿下导小肠之热，但木通有毒，故临床多以通草代之。临证中用清热解毒之白花蛇舌草治疗口疮，煎服与含漱并用，此为李老用药之特点。

（四）喉痹

验案　喉痹（慢性咽炎）
莫某，男，49 岁。

【初诊】2010 年 9 月 27 日：反复咽痛 20 年余，再发半月，疼痛不剧烈，无恶寒、发热，无头痛，口干渴，大便干结，纳佳。舌红，苔薄白，脉略弦。查体：扁桃体Ⅰ度肿大，咽后壁稍红，滤泡。

辨证：虚火喉痹。

治法：滋阴清热。

选方：知柏地黄汤合二至丸加减。

药物组成：生地黄30g，山萸肉15g，山药15g，茯苓15g，泽泻15g，丹皮15g，牛膝15g，蒲公英15g，黄柏10g，知母10g，女贞子15g，旱莲草15g。5剂。

【二诊】2010年10月4日：服药后咽痛逐渐缓解，口干渴缓解，大便通畅，纳眠佳。舌红，苔薄白，脉弦细。守上方，7剂。

服药后1个月，电话随访，症状基本好转，嘱忌食辛辣燥热之品。

【按语】李老强调治疗喉痹，当"查色按脉，首辨阴阳"，如果外感急性喉痹，大多属实证、热证，可用普济消毒饮加减。但本例患者病程长，无表证，咽痛不剧烈，反复发作，应从肾虚辨治，方选知柏地黄汤合二至丸加减。方中虽无清热利咽解毒之品，但滋肾养阴以消虚火，肾阴充足，龙雷之火自能下潜，咽痛逐渐消失。

（五）龂齿

验案　龂齿

梁某，男，29岁。

【初诊】2013年5月30日：反复夜间咬牙8年余，

入睡即上下齿相切磋，下齿已有缩短败下之象，伴有梦呓，声音洪亮，似有擒贼打架之势，隔屋者亦被其惊醒，心烦，腰酸痛，每遇天气转凉腰痛加重，口酸，双足心汗出，大便溏烂，纳可。舌淡红，苔薄白，脉左弦右弱。

辨证：脾肾两虚，肝郁夹痹热。

治法：健脾滋肾，疏肝清痹热。

选方：黑逍遥散加减。

药物组成：银柴胡10g，胡黄连10g，鸡血藤15g，白芍30g，白术15g，茯苓15g，生甘草10g，生地黄15g，生牡蛎30g，山萸肉15g，牛膝15g，陈皮10g，钩藤15g（后下）。3剂。

【二诊】2013年6月2日：上症较前缓解，夜寐踏实，舌脉同前。依上方再进7剂。

2013年6月10日回访，服药后上症逐渐缓解，现夜寐安静。

【按语】患者长期便溏，腰酸痛，舌淡红，苔薄白，右脉弱，均为脾肾两虚之象。脾主运化，如运化失司，则气血不足；肝体阴而用阳，体阴不足，则肝用不能条达；肝经郁久化热动风而成痹热、魂飞梦绕之象，故见心烦易躁、咬牙、梦呓诸症。方中用鸡血藤代替当归，养血和血，以防当归辛温太过；加大白芍用量，酸苦微寒，养血敛阴、柔肝缓急以止痉；鸡血藤、白芍补肝体，血充则肝柔；术、苓、草健脾益气，使营血生化有源；牛膝引血下行；银柴胡、胡黄连对药，乃画龙点睛之处，二药相合清肝热、除疳热，为李老经验用药；生地黄、山茱萸凉血滋水以涵木；牡蛎、钩藤平肝与清肝相合，使肝魂入舍而安静入寐；陈皮疏肝理气，健脾燥湿；诸药合用，使"八年抗战"得以平息。

二、目系疾病

（一）眦漏

验案　眦漏

刘某，女，48岁。

【初诊】2010年7月10日：反复眼干涩、眼眵多10余年，加重1个月，无视物模糊，无双眼流泪，身重着，尿清，大便正常，睡眠一般。舌边尖红，微黄苔薄，脉弦细。

辨证：肝经郁热。

治法：疏肝理气，解郁清热。

选方：丹栀逍遥散加减。

药物组成：丹皮10g，栀子10g，鸡血藤10g，白芍15g，柴胡10g，茯苓30g，白术10g，甘草10g，菊花15g，夏枯草15g，生地黄15g，薏苡仁15g。7剂。

【二诊】2010年7月17日：诉服用7剂药后双眼

已无干涩感，眼眵也基本消失。继服 7 剂巩固。

【按语】"眼眵"有的地区叫"眼屎"或"眵目糊"，民间多称为"上火了"。眼眵反复出现或久不去，中医称"漏睛"或"眦漏"。目者，肝之窍也，故目系病当从肝辨治。眼眵多乃肝经有热，肝气郁滞，郁热久而伤津，肝目失津濡润，故眼干涩不适。本例患者辨证为肝经郁热，以丹栀逍遥散清肝经郁热。生地黄、白芍为李老常用滋养肝阴之药对，而菊花、夏枯草则为李老常用清泻肝火之药对，对于目系疾病，李老临证常相须为用，共奏清泻肝火、滋养肝阴之效。本例患者 7 剂药后肝热清，肝目润，故症状消失，疗效显著。

（二）飞蚊症

验案　飞蚊症

陈某，男，60 岁。

【初诊】2011 年 11 月 15 日：视物昏花 2 月余，眼前飞蚊感，眼睛烘热感，腰酸，口干热，口渴，心烦躁，睡眠差，纳可，二便调。舌红，少苔，脉弦略数。

辨证：肾虚肝郁化热。

治法：滋肾养阴，疏肝清热。

选方：黑逍遥散合二至丸加减。

药物组成：牡丹皮 10g，栀子 10g，鸡血藤 15g，白芍 15g，柴胡 10g，茯苓 15g，白术 10g，生甘草 10g，生地黄 15g，女贞子 15g，旱莲草 15g，菊花 15g，谷精子 15g，密蒙花 15g，夏枯草 15g。7 剂。

【二诊】2011 年 11 月 25 日：服药后上症均好转，心烦燥热明显减轻，眼睛流泪，纳眠转佳，二便调。舌略红，苔薄白，脉弦细。辨证治法基本同前，原方去夏枯草，加木贼 10g，7 剂。

2012 年 1 月其家人就诊，告知该患者服药 14 剂后，症状缓解，至今未发。

【按语】"肝开窍于目"，李老治疗眼疾，常从肝肾论治。辨证首分阴阳，如果实热证，多从肝经湿热论治，方用龙胆泻肝汤加减；如果属虚证，当选六味地黄丸加减；如果虚实夹杂，则从肾虚肝郁化热论治，滋水清肝饮或黑逍遥散加减。临床单纯虚证较少，特别是年老者，肾水亏虚，水不涵木，木失调达，郁久化热，而现目窍失养兼虚热之象，多半为虚实夹杂之证。李老曾治其亲家公，双眼视物重影，伴有腰酸，无目赤肿痛，无口苦咽干，曾在省人民医院就诊，打针吃药月余，未见好转。后请李老诊治，予滋水清肝饮加减，服药半月余告愈。李老治疗眼疾常在辨证论治基础上，选用谷精子（草）、密蒙花明目退翳，眼睛流泪加木贼，眼结膜充血加夏枯草或丝瓜络，眼睛瘙痒可加菊花，如属肝胃阴虚者加石斛，等等。李老早年就读广州中医学院时，大二夏季出现视物不清，伴有目赤、口苦、咽干、迎风流泪等症，当时甚为紧张，害怕就此留下后患，急至学校附院就诊。老师检查后确诊为角膜溃疡，治疗予中药汤剂口服，未予西医治疗，方剂选用龙胆泻肝汤加减，其中就有谷精子、菊花、密蒙花、木贼等。

（三）睑痿

验案　睑痿

王某，女，69 岁。

【初诊】2012 年 11 月 9 日：左上眼睑下垂 2 周。患者 2 周前出现左上眼睑下垂，逐渐加重，晨轻暮重，乏力，懒言，口苦干，纳可，二便调。舌淡红，苔微黄稍厚，脉弦。曾在省人民医院住院治疗，诊断为重症肌无力。经西医等治疗效果不理想，要求中医中药治疗。既往有高血压病史 2 年余。

辨证：中气不足。

治法：健脾益气。

选方：补中益气汤加减。

药物组成：黄芪 15g，党参 15g，白术 10g，升麻5g，鸡血藤 15g，麦冬 15g，柴胡 5g，生甘草 10g，菊花15g。5 剂。

【二诊】2012 年 11 月 26 日：上症未见缓解，偶咯痰，乏力缓解，无胸闷，纳可，二便调，睡眠一般。舌质红，苔白中间略厚，脉弦细。查血压 166/80mmHg。

考虑患者夹痰瘀，兼以化痰祛瘀治疗。仍以补中益气汤加减：黄芪 15g，柴胡 5g，白术 10g，陈皮 10g，川贝母 10g，桔梗 15g，当归 5g，生甘草 10g，丹参 15g，胆南星 10g，红花 10g。3 剂。

【三诊】2012 年 11 月 29 日：左上眼睑稍微上抬，咽干，无咳嗽，乏力缓解，余无不适，二便调，纳食可。舌略红，中间厚苔渐退，脉弦细。血压 170/90mmHg。上方加麦冬 15g，5 剂。

【四诊】2012 年 12 月 18 日：眼睑下垂较前明显缓解，早晨可睁开一半，眼睛微痒，睡眠欠佳，纳差。舌略红，苔薄白，脉弦细。辨证基本同前。上方去红花，加石菖蒲 5g，菊花 10g，麦芽 15g，3 剂。

患者断续服药 60 剂，2013 年 3 月 15 日复诊，上眼睑下垂明显缓解，下午稍差，精神可，纳眠一般，二便调，日常生活不受影响。

【按语】本例患者，眼睑下垂，伴有少气、懒言、乏力，当从气虚辨治，而且"治痿独取阳明"，方选补中益气汤加减。二诊李老分析认为"怪病多由痰作祟"，此痰乃无形之痰多见，在辨证论治基础上常加化痰之品，而且痰瘀常互为胶着，两者同治，疗效方佳。临床用药必须注意，黄芪虽补气升阳，亦有助热之弊，故处方必须注意配伍，同时观察患者血压变化；柴胡、升麻用量应轻，取其升阳载药上行之意。该病案体现李老"有方有守"的临床特点，岳美中老中医亦认为治疗老年病应当有守方守法之定力！

（四）小儿多动症

验案　小儿多动症

李某，男，8岁半。

【初诊】2012年5月25日：患者出现频繁眨眼半年，活泼多动，任性易怒，喜装鬼脸，无头晕头痛，学习成绩较差，睡眠差，纳可，大便干结，2～3天一解。舌红，苔薄白，脉略数。曾在他处就诊，以蜈蚣、全蝎类药服用1个月未见好转。

辨证：肝风内动。

治法：平肝息风，补益肝肾。

选方：天麻钩藤饮加减。

药物组成：天麻8g，钩藤10g（后下），石决明15g，桑寄生10g，菊花10g，夏枯草10g，牛膝10g，生地黄10g，白芍10g，枳壳8g，茯苓10g，蝉蜕5g。5剂。

【二诊】2012年6月1日：上症有缓解之势，大便稍干，日1次。舌红，苔薄白，脉弦略数。药已中的，上方加麦冬8g，7剂。

【三诊】2012年6月8日：上症明显减轻，烦躁易怒较少，睡眠可，大便成形，日1次。舌淡红，苔薄白，脉弦。上方去枳壳，加川贝母8g，7剂。

回访：2012 年 8 月 9 日该患儿祖父因病就诊时，诉患儿自服药后症状明显缓解，效果显著。

【按语】儿童多动症是一种常见的小儿行为异常性疾病，临床以多动多语、冲动任性、注意力不集中、学习困难为特点。目前对儿童多动症的病因和发病机制还不完全清楚，国内外学者均认为该病是由多种因素引起的，归纳起来主要有遗传因素、轻微脑损伤、脑发育不成熟、工业污染、营养因素、家庭和环境因素、药物因素等。中医学认为，人体阴阳协调，则神志正常，若阴阳失和，则神不宁、魂不安、意不固、志不坚。小儿先天禀赋不足、后天失调，或因他病所伤，造成体质偏盛偏衰，动静变化有所失制。其脏腑病变多表现为心、肝、脾、肾四脏的功能失调；"诸风掉眩，皆属于肝"，主要与肝脏关系密切。李老认为"小儿为稚阴稚阳之体"，以肝肾阴不足为本，虚阳浮亢、心肝火盛为其标，治以平肝息风为主，佐以清热安神、补益肝肾之法。方中天麻、钩藤平肝息风，为君药；石决明咸寒质重，功能平肝潜阳，并能除热明目，与君药合用，加强平肝息风之力；牛膝引血下行，合桑寄生有补肝肾之功，共为臣药；佐以生地黄养阴清热；菊花、夏枯草清肝降火，以折其亢阳；白芍养肝阴缓急；蝉蜕祛风止痉；枳壳理气通便；茯苓健脾，防诸药碍胃之弊。二诊加麦冬滋阴润燥，养阴以兼顾肝脏体阴之本。小儿疾患应慎用蜈蚣、全蝎等峻猛之品，而应酌情选用蝉蜕、白僵蚕之缓剂。该患儿就诊 3 次，服药 19 剂，症状明显改善，效果显著。

三、耳鸣

验案　耳鸣

杨某，男，50 岁。

【初诊】2007 年 7 月 12 日：耳鸣 4 天。患者耳鸣，为耳中嗡鸣不止，重听，心烦，无头晕及头痛，平素睡眠差，胃纳尚可，大便干。舌红，白苔，脉弦滑。

辨证：肝经气郁。

治法：疏肝解郁。

选方：逍遥散加减。

药物组成：鸡血藤 10g，白芍 15g，柴胡 10g，茯苓 30g，白术 10g，甘草 10g，合欢皮 15g，首乌藤 15g，牡蛎 30g，素馨花 10g，蝉蜕 10g，牛膝 15g。3 剂。

【二诊】2007 年 7 月 16 日：诉服用 3 剂药后耳鸣、睡眠均明显好转，无烦躁。继服 3 剂巩固。

【按语】《素问·六元正纪大论》云："木郁之发，甚则耳鸣旋转。"肝者，将军之官，性刚劲，主升发疏泄，若肝失条达，则易暴发耳鸣。李老认为，临床耳鸣多见两类，耳鸣时间短者多为肝经气滞、肝火上炎或肝风上扰；耳鸣时间长则为肾虚，则以耳聋左慈丸加味治疗。

本例患者新发耳鸣4天，当从肝经气滞辨证。耳鸣无论新旧，李老喜用蝉蜕，以蝉蜕可清利肝经风热，通利耳窍，聪耳平鸣，临证常配合石菖蒲、丹参、葛根同用。素馨花为李老经验用药，素馨花归肝经，疏肝解郁，可用于肝郁诸证，李老临床常用于肝郁较明显的患者，可平肝气、开郁结。

—— 皮肤科病 ——

一、痤疮

验案 1　痤疮

杜某，女，21 岁。

【初诊】2013 年 7 月 25 日：颜面痤疮 1 年，以面颊两侧为主，成簇状密集，颜色鲜红，无瘙痒，无化脓。一般情况可。舌略红，薄黄苔，脉弦。

辨证：肝经郁热。

治法：疏肝清热。

选方：丹栀逍遥散加减。

药物组成：丹皮 10g，栀子 10g，柴胡 10g，白芍 15g，赤芍 15g，白术 10g，土茯苓 30g，甘草 10g，生地黄 15g，牛膝 15g，夏枯草 15g，鸡血藤 15g，白花蛇舌草 15g。7 剂。

【二诊】2013 年 8 月 1 日复诊：服药后症状明显减轻，痤疮减少，色变淡，无明显瘙痒。继服 7 剂。后颊部仅剩零星几个痤疮。

【按语】中医在治疗痤疮方面优势明显，目前痤疮的中医辨证分型主要是肺经风热、脾胃湿热、痰瘀互结、冲任失调，其中冲任失调又分为肝郁气滞及肝肾阴虚型，女性多以冲任失调型常见。李老临证，如痤疮新发，则从肝郁气滞、气郁化火辨证，以丹栀逍遥散加减治疗；如痤疮日久，则从肾虚肝郁辨证，以滋水清肝饮加减治疗。面颊两侧发作，左颊候肝，右颊候肺，故发于面颊部的常由于肝经郁热，肝火犯肺所致，以丹栀逍遥散加减治疗。方中以鸡血藤代当归，恐当归太过温燥，为李老用药特色。土茯苓和白花蛇舌草为李老治疗痤疮常用药对，土茯苓利湿消疮，现代医学证实土茯苓有抑制炎症作用；白花蛇舌草清热解毒，现代医学证实其有调节性激素作用。生地黄、夏枯草也为李老治疗痤疮常用药对，共奏清热凉血散结之功。临证如痤疮痒，有脓点，则加入皂角刺祛风解毒疗疮；平素月经色黑，则加入益母草活血调经。

验案 2　痤疮

崔某，女，27 岁。

【初诊】2009 年 8 月 10 日：面部痤疮 10 年，加重 4 天，瘙痒，大便一般，月经正常。舌尖红，白苔，脉弦细。

辨证：肝经郁热。

治法：疏肝理气，清热解毒。

选方：丹栀逍遥散加减。

药物组成：牡丹皮 15g，栀子 15g，鸡血藤 15g，蒲公英 15g，赤芍 15g，柴胡 10g，茯苓 15g，白术 10g，甘草 10g，白花蛇舌草 30g，牛膝 15g，夏枯草 15g，生地黄 15g，浮萍 15g。7 剂。

【二诊】2009 年 8 月 21 日：上症好转，舌脉同前。守原方继续服用。

在服用中药的同时，停用洗面奶，温水香皂面部清洁，坚持两月后面部痤疮基本消失。

【按语】明代《外科正宗·肺风粉刺酒糟鼻》云："粉刺属肺……总皆血热郁滞不散所致。"说明粉刺发病与肺经血热密切相关。然而临床所见多为肝经郁火，或情志不畅，或相火疏泄不及所致，又兼外感邪毒蕴于肌表，内则木火刑金，外则不能透达，故而发病，病虽发于肺，然本在肝。丹栀逍遥散全方清肝火、解肝郁、养肝血，肝脏体阴而用阳，在清火解郁同时，养血以滋肝体，利于恢复其条达之性。临证痤疮伴有瘙痒者，李老常加浮萍清热祛风止痒。

验案 3 痤疮

钱某，女，20 岁。

【初诊】2014 年 10 月 09 日：痤疮 2 年余。脸部长满痤疮，红肿，有脓点，瘙痒，口干，口苦，小便黄，大便不爽。舌红，苔黄腻，脉弦滑。

辨证：脾胃湿热。

治法：清利湿热。

选方：甘露消毒丹加减。

药物组成：白豆蔻 5g，藿香 10g，绵茵陈 10g，薏苡仁 30g，黄连 5g，蒲公英 20g，佩兰 10g，石菖蒲 5g，白术 10g，地肤子 15g。15 剂。

2014 年 10 月 16 日，其朋友来诊时告知，其痤疮已减少大半。

【按语】不同医家对痤疮的诊治有所不同，临床多分为上焦风热、心火上炎、热毒炽盛、血分郁热、痰瘀阻滞等证型。本患者痤疮红肿，有脓点，口干，口苦，小便黄，舌红，为热证之象；大便不爽，苔腻，脉滑，为湿证之象，综合辨证为湿热证，脾胃湿热，以甘露消毒丹加减治之。方药对证，疗效明显。

二、瘙痒症

验案 1　瘙痒症

王某，女，41 岁。

【初诊】2012 年 11 月 19 日：全身皮肤瘙痒 1 月余。全身皮疹、瘙痒，双手指麻木，无口干、口苦。舌淡，薄白苔，脉略滑。

辨证：风湿热郁肌肤。

治法：疏风养血，清热除湿。

选方：消风散加减。

药物组成：荆芥 10g，防风 10g，生地黄 15g，当归 5g，丹皮 15g，赤芍 15g，土茯苓 30g，地肤子 15g，白鲜皮 15g，甘草 10g，薏苡仁 15g，白术 10g。3 剂。

【二诊】2012 年 11 月 22 日：皮肤瘙痒明显减轻，手指麻木好转。舌淡，白苔，脉略滑。继续服用 3 剂而愈。

【按语】风毒之邪侵袭人体，与湿热相搏，内不能疏泄，外不能透达，郁于肌肤腠理之间而出现皮疹、瘙痒。本类疾病治疗在疏风养血基础上常加清热祛湿之土茯苓、地肤子等药；血分热甚，加赤芍、丹皮、紫草等清热凉血之品，使风邪去，湿热除，血脉和，则瘙痒自止。若气血亏虚明显者则不宜用本方，因疏风药、祛湿药易耗伤阴血。另，服本方时不宜食辛、辣、鱼腥、厚味、烟酒、浓茶等。李老指出，本方妙在用当归养血兼可活血，体现了"治风先治血，血行风自灭"之理。

验案 2　瘙痒症

王某，女，28 岁。

【初诊】2013 年 2 月 2 日：反复皮肤丘疹伴瘙痒 10 年，再发 1 周。每于冬春季节交替时出现，成团状，色红，触之碍手，无发热，口干，口渴，无汗，小便黄，大便偏干。舌红，白苔，脉略弦。自诉其家里冬天菜肴多有温补之品。

辨证：血分郁热。

治法：清热祛湿止痒。

选方：麻黄连翘赤小豆汤加减。

药物组成：紫苏叶 10g，连翘 15g，赤小豆 30g，苦杏仁 10g，黄芩 15g，生甘草 10g，赤芍 15g，牡丹皮 15g，地肤子 15g，白鲜皮 15g，土茯苓 30g，生地黄 15g。5 剂。

2013 年 2 月 12 日回访：患者诉服药后症状基本缓解。

【按语】多数民众有冬季进补的习惯，盲目食用很多大热大补之品，形成郁热。初春人体阳气开始升发，积蓄已久的郁热从内而发，引起一系列脏腑郁热之证。郁热波及血分，则现皮疹瘙痒。麻黄连翘赤小豆汤出自于《伤寒论》第 262 条曰："伤寒，瘀热在里，身必黄。麻黄连翘赤小豆汤主之。"李老在临床多用此方治疗湿热兼表的阳黄，以皮肤瘙痒、水疱、糜烂、渗出等为特征的皮肤科疾病，及以发热、水肿为表现的急性肾小球肾炎等疾病，且临证中常以紫苏叶代替麻黄，以防麻黄辛温发散太过引起燥热内生。

验案 3　瘙痒症

李某，女，58 岁。

【初诊】2012 年 4 月 14 日：皮肤瘙痒 1 年余，皮肤散在皮疹、皮屑，热感明显，口干，咽燥。舌边红，苔白，脉弦略数。

辨证：血分郁热。

治法：清解血分郁热。

选方：麻黄连翘赤小豆汤加减。

药物组成：紫苏叶 10g，连翘 15g，赤小豆 30g，苦杏仁 10g，黄芩 15g，甘草 10g，赤芍 15g，牡丹皮 15g，地肤子 15g，白鲜皮 15g，浮萍 15g，土茯苓 30g，生地黄 15g。5 剂。

【二诊】2012 年 4 月 19 日：皮肤瘙痒明显减轻。守原方再进 5 剂后瘙痒缓解，皮疹完全消失。

【按语】《伤寒论》第 262 条曰："伤寒，热瘀在里，身必黄。麻黄连翘赤小豆汤主之。"钱氏注曰：瘀者，言留蓄壅滞也。伤寒之郁热与胃中之湿气互结，湿蒸如淖淖中之淤泥，水土黏汙而不分。李老认为本病的发生主要是由内有火热或湿热伏邪，复感风寒之邪，导致内在火热不得透达疏泄，湿热蕴郁于血分，郁于皮肤腠理之间而致，故以麻黄连翘赤小豆汤加减，起到疏风止痒消疹、清热解毒利湿之功。

验案 4　隐疹（人工性荨麻疹）

何某，女，24 岁，本院护士。

【初诊】2013 年 6 月 4 日：反复皮肤暗红色皮疹约 1 个月，无瘙痒，搔抓后或摩擦后皮疹明显增多，无腰部酸痛。舌淡红，白苔，脉弦细。平素月经常延后 2 个月。末次月经 2013 年 4 月 20 日。

辨证：肾虚夹瘀。

治法：滋阴补肾化瘀。

选方：六味地黄丸加减。

药物组成：熟地黄15g，山萸肉15g，女贞子15g，怀山药15g，泽泻10g，牡丹皮10g，补骨脂15g，牛膝15g，丹参15g，泽兰10g，益母草15g。5剂。

【二诊】2013年6月10日：患者诉服用上药第二天月经来潮，血块较多，量适中，行经5天后干净。继续服用上药后皮肤暗红色皮疹稍减轻，舌脉同前。上方去泽兰、益母草，加赤芍15g，改熟地黄为生地黄15g，7剂。

【三诊】2013年6月19日：双上肢皮疹明显消退，咽红，有痰，舌脉同前。上方加玄参15g，服用7剂而愈。

【按语】李老指出，患者虽无腰部酸痛，但月经延后，结合舌脉可考虑肾虚；暗红色皮疹考虑有瘀，从补肾活血着手治疗而取得疗效。可见，临证中不仅要注意主症，还要兼顾兼症进行辨证论治，即中医所说的四诊合参。

薪火传承

脾胃病治疗经验之一

脾胃病常表现为本虚标实，或虚实夹杂，往往以脾胃虚弱为本，水湿、湿热、瘀血、浊毒为标，且有升降失常、寒热相兼的特点。现将跟师学习过程，李老治疗脾胃病的经验总结如下。

一、化湿和胃法

用于脾胃湿热型，症见脘腹不适，纳呆少食，口淡无味，或口渴而不欲饮，倦怠身重，大便溏薄，苔黄腻，脉濡数。常见于现代医学的慢性胃炎。治当清热化湿、和胃醒脾。以三仁汤加减。方中杏仁苦辛，轻开上焦肺气，气化则湿亦化；砂仁、蔻仁芳香苦辛，行气化湿；薏苡仁甘淡，渗利湿热；半夏、川朴花行气散满，除湿消痞；竹茹、黄芩、浙贝、郁金以清热和胃降逆；炒谷芽、鸡内金化湿积，助运化；木蝴蝶疏肝和胃，其性为升，在众多降药中加之，取其升降有序之意，以符合脾胃升降的特性。加减：胃痛甚加白芍、甘草；大便不畅加枳壳、生白术；口苦口臭加石斛、石菖蒲、佩兰。

二、利胆和胃法

用于胆胃郁热型，症见胃脘不适，灼热吞酸，口苦呕恶，咽喉不适或咽部梅核气，嗳气便干，舌质红，苔白腻，脉弦数。常见于现代医学的胆汁反流性胃炎、慢性胃炎合并胆囊炎或胆石症。治当利胆和胃、清热降逆，以蒿芩清胆汤加减。方中青蒿、黄芩、郁金、蒲公英清少阳胆热；竹茹、半夏清胃降逆；碧玉散导胆热下行，又利湿和中；木蝴蝶、川朴花、大腹皮理气和胃运中；生谷芽养阴疏肝利胆。加减：苔白、热邪不甚去碧玉散，改海金沙；大便干加生白术、枳壳；寐差加青龙齿、首乌藤、合欢皮；泛酸加浙贝、乌贼骨、煅瓦楞子；胆石症加穿山甲、路路通。

三、清热和胃法

用于肝胃蕴热型，症见脘腹不适，泛酸嘈杂，嗳气时作，口苦口干，舌质红，苔黄腻，脉弦数。常见于现代医学的急慢性胃炎、胃及十二指肠球部溃疡。治当清热和胃，以左金丸合海贝散加减。方中吴茱萸疏肝解郁、降逆止呕，黄连泻心火，两药合用，辛开苦降，一寒一热，共奏清肝泻火、降逆止呕之效；浙贝、乌贼骨、瓦楞子止酸降逆。加减：胸胁胀痛加延胡索、香附；口干加制玉竹、川石斛；嗳气甚加旋覆花、沉香、代赭石。

四、疏肝和胃法

用于肝气犯胃型，症见胃脘胀闷，攻撑作痛，嗳气频作，每因情志刺激痛作或加重，或伴大便不畅，舌苔

154

薄白或薄黄，脉沉弦或弦滑。治当疏肝理气、和胃降逆，以柴胡疏肝散加减。方中柴胡散郁和中，调理气机；香附、芍药助柴胡和肝解郁；黄芩、姜半夏辛开苦降；竹茹、郁金、苏梗、浙贝和胃降逆；木蝴蝶、川朴花疏肝和胃。加减：气滞明显可加沉香、大腹皮；胃脘疼痛明显，加延胡索；泛酸嘈杂加煅瓦楞子、生牡蛎；大便溏烂加猪苓、茯苓、炒薏苡仁。

五、清肠和胃法

用于肠胃不和型，症见脘腹胀满痞闷，干噫食臭，伴肠鸣下利，恶心呕吐，舌苔黄白相见或腻，脉弦或弦数。常见于现代医学的溃疡性结肠炎。治当清热利湿、调和肠胃，以半夏泻心汤加减。方中姜半夏辛温散结，和胃降逆；川连、黄芩苦寒泄降除热，清肠燥湿；红藤清热解毒，活血散瘀；生薏苡仁、怀山药健脾渗湿止泻；木香、大腹皮、川朴花、郁金理气和胃。加减：脘胀纳呆加沉香曲、山楂；腹痛即泻，泻后痛缓，加炒白术、防风、芍药。

六、调和肝脾法

用于肝旺脾虚型，症见肠鸣腹痛，腹痛即泻，泻后痛缓，每因情志波动发作，矢气频作，舌淡红，苔薄白，脉弦。常见于现代医学的肠易激综合征。治当抑肝扶脾、调中止泻，以痛泻要方合香连丸加减。方中炒白芍柔肝止痛；防风泄肝祛风；白术健脾祛湿；木香、黄连清热燥湿，行气化滞。加减：泄泻甚加红藤、生薏苡仁；腹痛甚加延胡索、川楝子；脘胀加木蝴蝶；纳呆加谷芽、山楂。

七、化痰和胃法

用于胆郁痰扰型，症见胃脘痞满不适，烧心或隐痛，或嘈杂嗳气，心烦失眠，舌苔黄腻，脉弦数或滑数。治当清胆和胃、理气化痰，以温胆汤加减。方中半夏祛痰化浊，和胃降逆；竹茹清胆和胃，化痰清热，除烦止呕；制南星、天竺黄、黄芩加强清热化痰之功；石菖蒲、郁金化痰开窍；茯苓、川朴花健脾和胃。加减：寐差甚，加龙齿、首乌藤、合欢皮；嘈杂甚，加山栀、淡豆豉；大便干，加莱菔子、决明子；胸胁胀痛，加延胡索、香附。

八、养阴和胃法

用于胃阴亏虚型，症见胃脘部灼热时痛，咽干口燥，或大便干结，或饥而不食，舌干少苔或无苔，呈镜面舌，脉细数。常见于现代医学的慢性萎缩性胃炎。治当清胃滋阴、敛阴止痛，以益胃汤加减。方中北沙参、麦冬、生地黄益胃生津；玉竹养阴润燥、除烦止渴，其性平而不碍胃，虽养胃阴但不碍脾阳；玄参、石斛益胃生津，滋阴清热；川朴花理气而不伤阴；黄芩、竹茹、郁金、木蝴蝶清热和胃。加减：口臭加佩兰叶、石菖蒲、六神曲；大便干结，重用生地黄、枳壳、生白术；恶心呕吐加半夏、竹茹；胃痛甚，加炒白芍、甘草；纳呆加生谷芽、鸡内金。

九、健脾和胃法

用于脾胃气虚型，症见脘腹痞闷，不思饮食，面色萎黄或苍白，语音低微，气短身倦，四肢乏力，大便溏薄，舌淡边有齿印，苔薄白，脉虚弱或虚缓。常见于现代医学的慢性胃炎。治当益气补中、健脾和胃，以参苓白术散加减。方中党参益气健脾，升提清气；白术、白扁豆、茯苓健脾化湿；山药补脾益气；薏苡仁健脾渗湿，使湿邪从下而去；白蔻仁、砂仁、大腹皮、川朴花健脾祛湿理气。加减：四肢乏力加生黄芪；食后腹胀嗳气，加沉香、大腹皮；口干加石斛、芦根；大便不畅加莱菔子、肉苁蓉。

十、温中和胃法

用于脾胃虚寒型，症见胃脘隐痛，喜温喜按，绵绵不已，得食或得温痛减，多食则脘腹痞胀，泛吐清水，胃部冷感，四肢不温，倦怠无力，大便溏薄，舌淡红，苔薄白，脉软弱无力。治当温运脾阳、健胃和中，以黄芪建中汤加减。方中桂枝温通脾阳；芍药、甘草缓急止痛，使桂枝走里而不走表；黄芪益气建中；干姜散脾胃寒邪，温中止痛；延胡索、香附理气止痛。加减：大便溏薄可加炒薏苡仁、山药。

小结：脾胃病因其独特的生理特性，往往出现虚实夹杂、寒热错杂、升降失常、气血失调的正虚邪恋状态，治疗上单用一法难于取效，故李老常采用和法治之，同时又当根据疾病的寒热、体质的虚实、脏腑的特性、邪正的盛衰来灵活应用。程国彭《医学心悟》云："有当和而和，而不知寒热之多寡，禀质之虚实，脏腑之燥湿，邪气之兼并，以误人也，是不可不辨也……由是推之，有清而和者，有温而和者，有消而和者，有补而和者，有燥而和者，有润而和者，有兼表而和者，有兼攻而和者。和之义则一，而和之法变化无穷焉。"因此李老在应用和法治疗脾胃疾病时，顺应脾胃的特性，将祛邪与扶正，清热与温寒，升散与降收同冶于一炉，从而重新恢复"阴平阳秘"的正常生理状态。

林道强

脾胃病治疗经验之二

李成光名老中医，从医40余载，为全国第四、五批老中医药专家学术经验继承工作指导老师，并获全国第四批老中医药专家学术经验继承工作优秀指导老师称号。其擅长治疗中医内科、妇科、儿科病，尤其在中医治疗脾胃病方面有深入研究和独特的认识，积累了丰富的经验，临床疗效卓著。笔者有幸跟师侍诊，现将李老治疗脾胃病经验介绍如下。

一、立足脾胃，注重调肝

脾主运化，肝主疏泄，脾的运化有赖于肝的疏泄，肝的疏泄功能正常，则促进脾胃运化，使脾胃运化功能正常，此即"土得木则达"。《血证论·脏腑病机论》云："木之性主于疏泄，食气入胃，全赖肝木之气以疏泄之，而水谷乃化。"肝脾生理上关系密切，病理上相互影响。肝失疏泄，无以助脾之升散、胃之和降，影响脾胃功能，则引起"木不疏土"。叶天士云："肝为起病之源，胃为传病之所，治脾胃必先制肝。"故治疗脾胃病又必须结合调肝。而现代快节奏的生活更会导致肝郁的发生。因此，李老临证辨治脾胃病，多注重对肝的调理，强调疏肝健脾、理气和胃的重要性。

　　李老认为，现代脾胃病的临床见症虽然错综复杂，但肝胃不和、肝脾不和、肝郁脾虚为其主要病机，治疗当以和为贵，以调和肝脾（胃）为法，使各系统机能恢复正常。

　　李老辨证胃脘痛、腹痛常从肝胃不和入手，如患者有气虚症状或病程较长、舌质淡的，则从肝郁脾虚入手。治疗上，但凡脘腹部胀痛，病程不长，舌苔不厚腻者，均以加味四逆散为基本方治疗。基本方：柴胡、白芍、枳壳、生甘草、木香、佛手、黄连、蒲公英、白术，随症加减。方中四逆散是《伤寒论》方，现代医家多将其作为疏肝解郁之祖方，常以本方加减治疗肝脾（胃）不和、气机郁滞所致胁肋脘腹疼痛诸症。李老以枳壳易枳实，取果实老者，其力偏缓，功在理气宽中、消胀除满；且枳壳中空，胃肠亦中空，取其比类之义。生甘草缓急止痛、调和诸药，并能清热解毒；而炙甘草性偏温，对于脾胃虚损如消化道溃疡类，则可以炙甘草健胃和中。木香、佛手为理气止痛药，能宣发肝气之郁结，有利于胃气之下降。黄连、蒲公英清热解毒，西医研究其有抗炎、抗幽门螺杆菌、保护胃黏膜的功效。白术健脾，兼能化湿，有扶土抑木之功，使祛邪而不伤正。

　　如腹胀痛较明显，木香加量；如腹胀胜于腹痛，则加用砂仁或以砂仁易木香；如疼痛位于下腹部，则去佛手；如患者为儿童，考虑黄连太苦，李老常以黄芩易黄连以减轻中药苦味；如为下腹痛，大便稀或次数较多，蒲公英易苦参清热燥湿止泻，或加怀山药健脾止泻，或加陈皮燥湿止泻；如为反复腹痛、腹泻，可以加味四逆散合痛泻要方治疗，取"痛责之肝，泻责之脾"之义，且久病多瘀，可加赤芍活血化瘀止痛；如久泄，加石榴皮收敛止泻，但如患者同时存在腹痛，则表明其气机不畅，不可收敛，避免留邪；伴嗳气或恶心欲吐者，加半夏降逆止呕；如患者有饥饿时痛或灼热感、空虚感或泛酸，加海螵蛸制酸止痛，但如患者不欲饮食，则不用海螵蛸，恐其收涩制酸使食欲减退；伴胁肋部疼痛或疼痛较明显，去木香，加川楝子、延胡索加强理气止痛之力；伴胸部不适，加瓜蒌皮理气宽胸；伴口渴，加芦根生津止渴；伴口苦，加竹茹清热化痰；伴食欲不佳，加神曲或麦芽健脾消食；伴睡眠不佳，加合欢皮、首乌藤安神；伴小便黄，加薏苡仁利湿；伴大便干结难解，加大黄泻热通便；伴肠鸣加防风祛风；如为左下腹或右下腹疼痛，或大便伴有黏液，加白花蛇舌草，如用白花蛇舌草后大便仍有黏液，加白头翁清热燥湿。脾胃病病程较长者或兼有乏力者，或饭后欲大便者，考虑存在脾虚，辨证属肝郁脾虚，加党参、茯苓健脾益气；如患者伴有口渴，则以太子参易人参益气生津。

二、三因制宜，从湿论治

脾为湿土，喜燥而恶湿，结合海南本土气候特点及南方人体质因素，脾胃病易夹湿。李老辨腹胀为主要症状而腹痛不明显的脾胃病常从湿热辨，脾胃湿热、脾胃湿阻、脾虚夹湿证型较多。但凡患者腹胀明显，口苦，恶心，口中异味，不欲饮食，大便干结或溏，或兼乏力，舌苔厚或腻者，均从湿辨证，予以治湿为法；或清热祛湿，或芳香化湿，或健脾利湿，方用藿香正气散、甘露消毒丹或参苓白术散，随症加减。方中均加用黄连、蒲公英；如湿热明显加佩兰；大便干结，加大黄；口苦明显加竹茹。

三、中西结合，病证相应

李老临证多采用西医辨病与中医辨证为一体的诊疗思维模式。李老认为通过西医现代检查手段可明确西医诊断，为病情严重程度及预后提供参考。治疗以中医辨证为基础，结合现代医学对脾胃病的生理、病理研究及对中药的现代研究而增减药物。从辨病分析角度来看，胃镜下多见胃黏膜充血、水肿、糜烂等炎性特征，提示为慢性浅表性胃炎、十二指肠炎或伴糜烂，结合现代医学炎症概念，考虑炎症与邪热蕴结有关，故中医临床虽无明显热证，李老认为"炉烟虽息，恐灰中有火"，亦需清胃治疗。现代医学研究显示黄连可以减少胃酸分泌保护胃黏膜，同时具有解热镇痛抗炎的作用；蒲公英具有良好的消炎杀菌作用，对幽门螺杆菌也具有很好的杀灭作用，对胃黏膜和肠上皮均有保护作用。故但凡脾胃病，只要没有寒证，李老都要用上黄连和蒲公英。李老喜用白术，现代药理研究表明白术可以调整胃肠道运动，促进小肠排空。如患者有反酸，李老喜用海螵蛸，因海螵蛸含碳酸钙可中和胃酸，故能有效抑制胃酸过多导致的反酸。如果患者胃镜检查存在溃疡，则慎用消食药，李老认为消食药可促进胃酸分泌，对溃疡不利。如考虑存在肠炎，则以白花蛇舌草清热解毒、消炎，现代医学研究显示，白花蛇舌草治疗结肠炎效果较好。如西医检查有包块或是肠系膜淋巴结肿大，李老则认为系气机失和，湿聚成痰，予以川贝母、夏枯草化痰散结。

李老经过多年的临床实践，中医辨证与西医辨病相结合，总结出胃镜提示慢性浅表性胃炎的患者中医辨证多属肝胃不和，而胃溃疡或是十二指肠溃疡的患者中医辨证多属脾虚肝郁。

四、善用对药，加强疗效

李老临床用药，喜用药对，如柴胡、枳壳，木香、佛手，黄连、蒲公英，黄连、苦参，白术、枳壳，合欢皮、首乌藤，川楝子、延胡索。柴胡疏肝解郁，透达少阳之邪以升清；枳壳开胃下气以降浊；两药配用，升清降浊，疏肝导滞并行。木香辛温通散，善于行气止痛，为行散胸腹气滞常用要药，有消胀除痛之卓功；佛手疏肝理气，兼理肺、脾、肝三经气滞，平和而不燥烈；两药相配，能疏理气机之郁结，既利于胃气之下降，又能助消化，止胀痛，无耗气伤液之弊。黄连、蒲公英及黄连、苦参配伍则是取其能加强清热燥湿之力。白术与枳壳相配，取枳术丸之义，以健脾消食、行气化湿。合欢皮、首乌藤合用能疏肝解郁，宁心安神。川楝子、延胡索两药相配，为金铃子散，疏肝理气止痛效果更佳。

五、注重调护，谨防复发

李老临床特别注意询问患者的饮食、二便及睡眠，认为此等均与病变发展及治疗效果密切相关。因脾胃病与饮食密切相关，很多患者停药后因饮食不当而病情反复，李老嘱咐每位患者须少食过辛过辣过酸过甜烧烤腌制生冷刺激之品，饮食有节，进餐定时。李老还认为，脾胃与心神相互作用、相互影响，常于方中加用合欢皮、首乌藤养心安神助眠。

六、病案举例

例1：患儿，男，9岁，2013年5月21日初诊。反复脐周疼痛2年余，为隐隐闷痛，程度不重，持续几小时到十几小时不等，疼痛与进食无关，不欲饮食，小便正常，大便尚可，睡眠正常，舌边红，微黄苔。脐周有按压痛，腹部彩超示肠系膜淋巴结肿大，约12.9mm×4.6mm。李老以肝脾不和辨证，从疏肝健脾治疗，处方以四逆散加味：柴胡、枳壳、白术、神曲、川贝母各8g，生甘草、木香各5g，白芍、黄芩、薏苡仁、夏枯草、白花蛇舌草、麦芽各10g；5剂。5月27日复诊已无腹痛。继服上方5剂。6月1日复诊，患者偶有脐周疼痛，疼痛时间短，不超过半小时，舌边红，微黄苔。继服上方5剂。6月6日复诊无腹痛。继服上方5剂。6月11日复诊无腹痛。继服上方5剂。2013年6月16日患者复查腹腔彩超未见异常。后随访未复发。

例2：患者，女，43岁，2013年5月15日初诊。反复腹泻10年，少则每天4～5次，多则10余次，饮食不洁后更明显，量多少不定，色黄，无腥臭味，无黏液脓血，腹痛不明显，无明显口干及口苦，无呕吐，舌淡暗红、有齿印、有杨梅点、苔黄，脉略弦。肠镜检查未见异常。李老从肝脾不和辨证，从疏肝健脾止泻治疗，以四逆散合痛泻要方加减：柴胡、枳壳、生甘草、苦参、木香、佛手、白术、陈皮、防风各10g，黄连5g，白芍、薏苡仁、赤芍各15g；5剂。5月22日复诊，诉服药后症状明显减轻，大便成形，每天2次。继服上方7剂，大便均成形。后随访，患者诉平素大便基本成形，饮食不洁后易复发。

例3：患者，女，24岁，2013年6月3日初诊。上腹部饱胀1年余，无明显疼痛，嗳气，无泛酸，口苦，纳差，小便黄，大便干结难解，舌红，白苔微黄，脉弦。胃镜示慢性浅表性胃炎。李老从脾胃湿热辨证，以健脾利湿为法，处方以藿香正气散加味：藿香、紫苏梗、陈皮、白术、神曲各10g，茯苓、薏苡仁、蒲公英、麦芽各15g，厚朴、黄连、竹茹各5g，大黄（后下）3g；3剂。6月6日复诊，诉服药后上腹部无饱胀，胃纳改善，口稍苦，大便仍干。上方改大黄为5g并后下，5剂。6月11日随访，服药后上腹部均无饱胀感，无口苦，大便易解。

例4：患者，女，25岁，2013年7月18日初诊。上腹部隐痛10年余，脐周胀，嗳气，无泛酸，口渴喜饮，口苦，纳差，小便黄，大便一般，舌边尖红，中间苔微黄，脉弦。胃镜示"慢性浅表性胃炎"。李老从肝胃不和辨证，从疏肝和胃治疗，以四逆散加味治疗：柴胡、枳壳、生甘草、蒲公英、佛手、白术、佩兰、神曲各10g，白芍、芦根各15g，黄连、木香、竹茹、砂仁（后下）各5g；5剂。7月23日复诊，诉服用5剂后症状基本消失，效果显著。

王　欢

妙用四逆散异病同治

四逆散原为张仲景的《伤寒杂病论》所载。《伤寒论》第318条:"少阴病,四逆,其人或咳,或悸,或小便不利,或腹中痛,或泄利下重者,四逆散主之。"本方由炙甘草、枳实、柴胡、芍药组成,其功用为透邪解郁、疏肝理脾,主治少阴病四逆之证。近年来,随着临床实践的不断深入,现代医家常以本方加减治疗肝脾气郁所致胸胁、脘腹疼痛诸症。

吾师李成光精通中医经典,崇尚脾胃学说和温病学说,擅长从脾胃、温病理论治疗各种疑难杂症,尤以四逆散加减化裁治疗胸胁、脘腹疼痛及妇科痛经、月经不调、失眠等多种疑难病证,良效甚佳。据统计,李老临床处方中四逆散的使用率高达46.30%。现将李老的用药经验介绍如下。

一、用药特点

李老临证用药注重"因时制宜、因地制宜、因人制宜"的三因制宜治法,其中以"因地制宜"为重。李老认为,我国西北地区,地势高而寒冷时间较长,其病寒,生长及常年居住于此之人多腠理致密,故治宜辛温,药量可以稍重;我国东南地区,地势低而气候温热潮湿,其病多湿热，生长及常年居住于此之人多腠理疏松，故治宜苦寒，药量宜轻。而我省位处于中国南部，地处热带，常年属于热带季风海洋性气候，其病多易化燥、化热、夹湿，故用药宜偏苦寒，少温燥。

李老临证处方药味偏少，每个方一般由 10 ~ 12 味药组成，最多不超过 16 味。药量偏小，一般 5 ~ 15 克，部分 30 克，极少数达 60 克。不仅疗效甚佳，还经济实惠，深得广大患者的欢迎。

李老临证上喜用枳壳，少用枳实，归其原因主要有二：一者海南地处南方，其人腠理多疏松，饮食多清淡，故遣方用药药性偏轻、作用偏缓。二者中医理论认为枳实性沉而立下，枳壳性浮而立上；枳实主入脾肾，破气作用较强，能消积除痞，导滞通便；而枳壳主入脾肺，作用较枳实缓和，以行气宽中除胀为主。现代药理学研究显示，枳壳中挥发油的含量是枳实的 1.56 倍，柠檬烯的含量是枳实的 1.55 倍，其含量枳壳均高于枳实。柠檬烯易在肺部分布和排泄的推断，与枳壳性浮而立上，主入脾肺相一致。枳实性沉而立下，主入脾、肾，这可能是枳实中极性强的有效成分含量高于枳壳。

二、异病同治

1. 失眠

王某，女，52 岁。因"睡眠欠佳 2 年余"于 2012

年5月10日初诊。患者于2年余前停经后开始出现失眠心悸，烦躁不安，头晕目眩，精神、食欲不振。曾多次在海口某三甲医院就诊，被诊断为：心脏神经症、围绝经期综合征。平素需服用"安定""唑吡坦"等药物方能入睡。亦曾找过中医，曾先后服用过"酸枣仁汤""朱砂安神丸""甘麦大枣汤"等方剂，效果欠佳。从2010年11月15日起，服用安眠药后仅能入睡1～2小时，严重时可通宵不眠。为此，患者终日抑郁寡欢，四处求医。来就诊时，精神疲倦，面色萎黄，口稍苦，无口干，大便欠爽，不硬，舌边尖红，薄白苔稍干，脉略弦。李老认为此乃肝郁血亏，心神失养所致，宜疏肝理气，养血安神。方用四逆散加减：柴胡10g，白芍15g，枳壳10g，甘草10g，首乌藤15g，合欢皮15g，白术10g，茯苓30g，丹皮10g，栀子10g，鸡血藤10g。共5剂，每日1剂，水煎分2次服。

5月18日复诊：患者诉服药后睡眠有所改善，现每晚2片安定及配合中药服用后已能入睡4～5小时，无口苦、口干，舌边尖红，薄白苔，脉略弦。于上方去丹皮、栀子，连服10剂。

6月1日复诊：目前已少用安定片，可睡眠7～8小时，面色较前红润，体重已增加4斤，已无眩晕、心悸等不适，舌脉同前。嘱患者继续服10剂巩固。

按：《血证论·卧寐》曰："心病不寐者，心藏神，血虚火妄动，则神不安，烦而不寐。"本案之所以从肝论治，乃女子以肝血为本，年过五旬肝血亏耗益甚，心失所养故有心悸烦躁；加之久病不愈，肝气不舒，气郁化火，故有口苦。火邪上扰则头晕目眩，少寐多梦。方中取四逆散疏肝解郁，透邪外出；首乌藤、合欢皮养心安神；白术、茯苓、鸡血藤健脾养血；丹皮、栀子清解郁热。本方用之气畅热除，肝血充足，自然寐实而安。

2. 痛经

黄某，女，24 岁。于 2012 年 5 月 5 日就诊，诉有痛经病史 8 年，每次月经来时乳房、下腹部胀痛明显，伴有口舌生疮，月经色紫黑量少有血块。口干，食欲、睡眠欠佳，舌边尖红，有杨梅点，白苔微黄，脉弦略数。李老辨证为肝经郁热，予：柴胡 10g，白芍 15g，枳壳 10g，甘草 10g，丹皮 10g，栀子 10g，鸡血藤 10g，茯苓 30g，白术 10g，生地黄 15g，白花蛇舌草 30g，丹参 15g，淡豆豉 10g，合欢皮 15g，首乌藤 15g。嘱患者于经前 1 周服 7 剂，每日 1 剂，水煎分 2 次服。

6 月 25 日复诊：患者诉本月月经来时乳房、下腹部胀痛已不明显，口舌生疮减少，睡眠、食欲改善，舌边尖红，白苔微黄，脉弦略数。上方去淡豆豉、合欢皮、首乌藤，于经前 1 周服 10 剂。

7 月 24 日复诊：诉本次月经来时乳房、下腹部无疼痛感觉，无口舌生疮，睡眠、食欲可，舌脉同前。嘱患者再服用2个疗程巩固。

按：妇女以血为本，血赖气行，气血调和则经水通畅，冲任冲盈。若肝气不舒，气血失调，气滞血瘀，月经不通则痛。乳房、下腹部属肝经，本例患者月经来时乳房、下腹部胀痛明显，伴有口舌生疮，月经色紫黑量少有血块。此乃肝经气滞血瘀，郁而化热为患。《张氏医通·妇人门上·经候》曰："大抵妇人受气则气乱，经期亦乱，故调经以理气为先。"故以四逆散疏肝理气，丹皮、栀子清泻郁热，白术、茯苓、鸡血藤健脾养血，淡豆豉宣郁除烦，生地黄、丹参清热凉血，白花蛇舌草解毒散结，首乌藤、合欢皮养心安神。郁热、瘀血去除，使气机通畅，通则不痛。

3. 胃脘痛

黄某，女，40岁。于2012年5月2日就诊，诉剑突下胀痛近1周，伴有嗳气，饥时无空虚感，食欲一般；曾行胃镜检查提示有慢性胃炎，Hp（＋），服西药"奥美拉唑""猴头菌提取物颗粒"治疗，症状改善不明显；舌略红，白苔，脉弦。辨证为肝胃不和，予：柴胡10g，白芍15g，枳壳10g，甘草10g，黄连5g，蒲公英15g，佛手10g，木香5g，白术10g，薏苡仁15g，半夏5g。共5剂，每日1剂，水煎分2次服。

5月7日复诊：诉剑突下已无明显胀痛，稍有嗳气、泛酸，舌脉同前。于上方加海螵蛸15g，共5剂。

5月12日复诊：剑突下无胀痛不适，无嗳气、泛酸，舌脉同前。嘱患者继续服5剂以巩固疗效，并嘱忌辛辣、生冷、油腻之品。

按：《景岳全书·心腹痛论治》曰："胃脘痛证，多有因食、因寒、因气不顺者，然因食因寒亦无不皆关于气。盖食停则气滞，寒留则气凝，所以致痛之要，但察其果属实邪，皆当以理气为先。"本例患者肝气不舒，邪热内陷，肝胆郁热，故有口苦；横逆犯胃，故有疼痛、嗳气、泛酸。方中以四逆散疏理肝气，黄连、蒲公英清解肝经之郁热，佛手、木香助四逆散以行疏肝之气，白术、薏苡仁以健脾护胃，半夏、海螵蛸降逆制酸。肝气舒则胃气顺。

李老认为胃脘痛的病位在胃，但胃与脾相表里，而肝为刚脏，性喜条达而主疏泄，故而此病与肝脾有密切的关系。故以四逆散为基础方，口苦加黄连5g，蒲公英15g；伴恶心、嗳气者加半夏5g；伴泛酸、易饥等胃酸过多征者，加海螵蛸15g；伴纳差者，可加神曲10g、麦芽15g；伴腹胀重者，可加砂仁5g（后下）、白蔻仁5g。

4. 腹痛

李某，女，49岁。于2012年5月3日就诊，诉服用妇科消炎药后出现左上腹胀痛不适，嗳气频繁，饥时明显，食欲、睡眠一般，大便稍溏，舌淡红，白苔，脉弦细。既往有"胃溃疡"病史。辨证为肝郁脾虚，予：柴胡 10g，白芍 15g，枳壳 10g，甘草 10g，党参 15g，白术 10g，茯苓 15g，海螵蛸 15g，半夏 10g，木香 5g，蒲公英 15g。共 5 剂，每日 1 剂，水煎分 2 次服。

5 月 8 日复诊：左上腹疼痛减轻，嗳气减少，大便成形，舌脉同前。守上方继续服 5 剂。

5 月 13 日复诊：腹痛、嗳气症状全部消失，大便成形，食量较前增加，舌脉同前。嘱患者忌辛辣、生冷、油腻之品以防复发。

按：古人云"痛责之于肝，泄责之于脾"。肝气郁滞，气机升降失调，故而出现脘腹胀痛；肝木克脾土，脾气亏虚则有大便溏泄，饥时腹痛明显。故予四逆散疏理肝气，四君子汤健脾除湿扶土抑木，半夏、海螵蛸降逆制酸，蒲公英清解肝经之郁热，木香助四逆散以加强行气之功。肝气舒、脾土健则诸病皆除。

李老治疗腹痛善以四逆散为基础方，脾虚加四君子汤；伴疼痛较重者，可加延胡索 10g，川楝子 10g；夹湿邪者，可加茯苓 15g，薏苡仁 15g，砂仁 5g（后下），白蔻仁 5g；伴矢气、肠鸣者，加防风；伴大便带黏液者，加苦参；伴肛门热者，加地榆 10g，蒲公英 15g。

回顾李老四逆散的使用，才更能体会"异病同治"的精髓，更加懂得真正的医家在"异病同治"之时，深谙疾病本身的特点和治疗方法。医家要做好"病证结合"发挥中医特色，临证才能取到良效，才能不断推动中医药事业的发展。由于本人中医文化根底尚不扎实，临证经验缺乏，加之跟随李老师学习的时间不长，还未能完全参透李老师临证治病的内涵，希望日后加倍努力，不断汲取李老师的医术精华。

黄积存

婴幼儿湿热腹泻治疗经验

婴幼儿腹泻，又名婴幼儿消化不良，是婴幼儿期的一种急性胃肠道功能紊乱，以腹泻为主要表现，夏秋季节发病率最高。临床主要表现为大便次数增多、排稀便和水电解质紊乱。常发于人工喂养儿，可散发或流行，发病年龄多在2岁以下，1岁以内占半数，属中医"泄泻"范畴。

现代医学认为婴幼儿胃肠道发育及功能不完善是本病的主要内因，感染与非感染性因素为本病的主要外因。中医学认为，小儿为稚阴稚阳之体，脾常不足，是泄泻的内因。又因小儿饮食不知自节，易损伤脾胃，寒温不能自调，易感受时邪，造成脾胃运化功能失常，水反为湿，谷反为滞，精华之气不能输化，以致水湿滞留，脾升清、胃降浊失职，清浊不分，并走大肠而成泄泻。泄泻的病变脏腑在脾胃。中医辨证分湿热型、伤食型、寒湿型、脾虚型。

李老在儿科工作20余年，临床见婴幼儿腹泻急性期多以湿热泄为主，在各种病因中以轮状病毒引起的湿热泻最为多见，治疗以清利湿热为主。姜芩山子汤为李老在多年儿科临床实践中总结出的治疗小儿湿热泻的经验方，其组成为：干姜2～3g，黄芩6g，车前子6g，山楂炭6g。其功用健运脾阳，清热利湿止泻。如前人云："脾阳伤则泄""湿胜则濡泄"。方中少许干姜温运脾阳以化湿；黄芩苦寒清热燥湿；车前子甘寒，清热利水以健运脾阳，止湿热泄泻；山楂炭消导，稍固涩而不留滞。方中干姜、黄芩、车前子为主药，干姜辛温，黄芩、车前子凉，干姜量为黄芩、车前子量之 1/3 ~ 1/2。本方源自《伤寒论》的半夏泻心汤，治疗腹泻、腹中雷鸣，苦寒配辛甘药，基础是健脾不在补，贵在运。原方本为法夏、黄芩、车前子，在临床应用过程中发现对部分患者疗效不明显，后经反复推究，考虑半夏辛温燥湿，燥易化热，且无助脾运化之功，干姜虽辛热，但取其少量以健运脾阳、温化水湿。且小儿多乳食不节，病后胃纳不佳，佐以山楂炭消食开胃，固涩而不留邪。黄芩本取黄连，因小儿易合并咳嗽等上焦病证，且黄连甚苦，在上世纪末黄连量少、价贵，故以黄芩代黄连。车前子利小便而通阳，利小便实大便——清代叶天士在治疗温热病过程中，遇见阳气阴格的证候，尤其是湿热交混时，热处湿中，湿蕴热外，使热邪不能宣透，阳气不能开达，考虑若用仲景辛温通阳又必助热，从而提出"通阳不在温，而在利小便"治法。车前子，始载于《神农本草经》，列为上品；味甘，性微寒，归肝、肾、肺、小肠经，能清热利尿，渗湿通淋，清肝明目，清肺化痰。李东垣：治湿不利小便非其治也。故本方中用车前子利小便而通阳。本方体现了《伤寒论》治利四法，既有泻心汤类的燮理升降治利法，又含温中补虚止利法，还有涩肠固脱止利法，更包含了利小便实大便法，集四法于一方，此乃深思熟虑后所得。

本方用于6个月～3岁婴幼儿腹泻、腹中雷鸣、口渴、尿少、低热、舌红、白苔或微黄苔。自1987年运用本方至今，其对湿热型腹泻屡施屡验。中、重度失水可输液，不需加用抗病毒、抗细菌西药。本方能利尿，冲刷肾小管，防止阻塞，对预防因严重失水所致的急性肾前性肾功能不全有帮助。约有300余例患儿接受上方治疗（其中50%住院），90%患儿2～4天止泻。

典型病例：患儿，女，2岁余。2008年7月15日就诊：腹泻蛋花样水便5天，7～10次/日，无呕吐，有低热，37.5℃左右，口渴，胃纳欠佳，尿少而黄。曾在海口某医院住院治疗4天，无明显好转，因老家有事，家人带其回琼海。就诊时见其舌略红，微黄苔。与上方2剂，服药后明显好转，解稀便2～3次/日。继予2剂，泻止。

王 欢

肾病治疗经验

李成光名老中医于 1998 年进行中医中药治疗肾病综合征课题研究，应用补脾益肾、利水解毒通络等治法治疗肾病综合征，并从中西医结合方面加以探索。减少或避免西医西药（强的松等）的副作用，增强患者的免疫功能，坚持服药，对改善患者生活质量大有裨益。科研结果具有较高的学术价值和实用价值。经过长期的临床实践与总结，发表了《麻黄连翘赤小豆汤加减治疗急性肾小球肾炎 42 例疗效观察》《中医中药治疗小儿难治性肾病 10 例疗效观察》等相关论文。

李老治疗肾病浮肿阶段按风水（湿毒浸淫）论治，方用麻黄连翘赤小豆汤加解毒利湿之品；第二步"观其脉证"，当从脾虚、肾虚着手，脾虚可选参苓白术散加减，肾虚用六味地黄丸加减，但始终皆用连翘与蒲公英，此与裘沛然国医有异曲同工之妙，而且现代药理研究认为连翘具有抗炎利尿作用。国医大师裘沛然老中医在《甘苦由来试后知——评广络原野说》中谈到治疗慢性肾小球肾炎要清热解毒，裘老认为应该用：漏芦、白蔹、白花蛇舌草、黄芩、黄柏。裘老认为除了肺脾肾偏虚，气阴或阳气虚衰，水湿逗留之外，应该注意余邪热毒蕴结未清，盘踞下焦这一重要因素。裘老认为此属于寒中有热，虚实夹杂的一种病机极为复杂的疾病，其所以缠绵难愈的原因，恐在此。

李老经过长期的临床实践总结，认为治疗肾脏疾患必须注意三点：第一要分期论治，在辨证论治、辨病论治的同时，宜注意分期论治。初期正气壮实，应以祛邪为主，方选麻黄连翘赤豆汤、猪苓汤等，临床常用紫苏叶代替麻黄，因麻黄辛温发散力强，而且紫苏色红入血分，对改善尿血大有好处。中期邪毒犹存，而正气渐衰，临床辨证当考虑邪正之分量而斟酌，祛邪与扶正并重。延及后期，即西医尿毒症期，正气衰微，极易急性发作，此时切忌过度清热利湿，以伤正气，应当时时顾护正气，以求缓图。二要清补并施，本病缠绵难愈，病情迁延，积年累月，损伤正气，但常有余邪热毒蕴结，因此必须清补兼施。三要守法久服，特别是病情缓解期间，当抓住机会，清补兼施，守法久服，则抗病能力渐增，减少复发，病势亦渐轻。岳美中老中医次女患慢性肾炎，服用济生肾气汤44剂未有进展，遂要求换方；岳老了解病情后要求继续服用原方，再服3剂而获佳效，可谓定力十足。

吴 灿

痹证治疗经验

《内经》云："风寒湿三气杂至，合而为痹。"但在《举痛论》篇中，举了 14 个疼痛却有 13 个都是寒引起的，只有 1 个是由热引起的。可见当时社会对寒痹的认识较深入，但对风湿热痹的理解相对则少。

根据李老临床经验，海南地区单纯寒痹相对较少，即使外感寒邪也易入里化热（入里和脾胃湿热相蕴结）。一者受地域天气影响，海南属雨热同期的亚热带，一年中低温气候较少，常年气温较高，而且四周环海，湿气较重，湿热、瘴气较重均为岭南特点；二者，部分患者，特别是老年患者阴虚化热，即使阳虚者亦因长期服用温肾扶阳、强筋健骨之品，助热化热；三是饮食结构发生明显变化，喜食肥甘厚腻，年轻者夜宵烧烤冷饮，脾失健运，生湿助热；四乃"不通则痛"，经络阻滞不通，郁久化热。临床表现为关节疼痛，口干苦，舌红，微黄苔，伴有心烦躁，全身烦热，关节红肿热痛，手指僵痛，便干尿黄，脉弦或数者，均可从风湿热痹论治，并不一定见到关节红肿热痛等典型风湿热痛的症状才可。治此病者，世医皆予大剂温补肝肾、强健筋骨之品，中成药亦多温补而略清利；李老总结多年经验，却以自拟验方清热祛痹汤加减治疗，临床效果明显。

清热祛痹汤用于治疗腰腿痛、膝关节疼痛、项痹无头痛者，证属热痹或风湿热痹者。组方：苦杏仁、连翘 、姜黄、防风、秦艽、桑寄生、鸡血藤、海风藤、络石藤、土鳖虫。加减：关节肿大或小便不利、尿黄者，加大薏苡仁用量，利湿消肿；伴麻木者，加天麻配桑寄生，现代药理研究认为两药均有"改善末梢血循环"的作用；平素肠胃功能不佳者，加山药，健脾护胃；病位在双下肢者，加牛膝、木瓜，引药下行；病位在腰者，酌加杜仲补肾壮腰；疼痛较重，加延胡索、川楝子；治疗效果不佳者加乌梢蛇，加强蠲痹通络之力。

当然，临床亦见风寒湿痹者，临床表现为关节冷痛，遇寒加重，得温则舒，畏寒怕冷，舌淡，苔薄白，脉沉或弦。李老常用独活寄生汤加减。其组成为：独活、桑寄生、秦艽、防风、鸡血藤、川芎、生地黄、白芍、茯苓、杜仲、牛膝、生甘草。寒痹较重者，加乌头，并可酌加土鳖虫、乌梢蛇等虫蛇之品，搜风通络止痛；末端麻木者，加细辛、桂枝。

对于项痹（颈椎病）伴有头痛明显者，应从太阳经输不利论治，方用柴葛解肌汤加减。其组成为：柴胡、葛根、羌活、白芷、桔梗、黄芩、生甘草、防风。头晕者，加天麻；干呕欲吐者，加半夏。

如临床症状表现为肢体末端麻木、怕凉，无明显骨节疼痛，无关节肿大畸形者，常从血痹论治，方选当归四逆汤加减。其组成为：当归、通草、细辛、桂枝、白芍、生甘草、大枣。依症酌加桑寄生、天麻等。李老经长期临床观察，发现多数血痹证患者，可舍脉从症，只要舌脉没有明显湿热或实热等实证，均可用当归四逆汤加减，临床效果明显。

吴 灿

眩晕治疗经验

　　李成光名老中医用药常结合中药现代药理研究成果而随症加减，但这只是李老学术思想之一，或者说是技巧，是枝末，其学术精华则在于辨证论治。他时时强调要把理论和实践相结合，要当临床实践家，尤其强调辨证与辨病相结合，"辨证论治以治本，辨病加减以治标"是其最大的学术特点。

　　眩晕，眩指眼前发黑，晕指运转之意，是临床上一种常见的症状。轻者如坐舟车，发作的时间短暂，平卧闭目片刻即安；重者即觉天旋地转，不能站立，有时恶心，甚至晕倒。《证治心得》云："眩者视物皆黑，晕者视物皆转，二者兼有，方名眩晕。"

　　在古代医书中，眩晕有多种名称，如头眩、掉眩、眩冒、目眩、癫眩等。在现代医学中，眩晕多见于高血压、动脉硬化、贫血、神经官能症、耳源性疾病、颈椎病等。中医学认为，眩晕可由风、痰、湿、虚引起，故有"无风不作眩""无痰不作眩""无虚不作眩"的说法。

　　李老在临床上，根据患者眩晕伴随症状辨证施治，体会如下：伴有舌苔白腻，咯痰，头重如裹者，半夏白术天麻汤加减；伴有怕风，乍热乍寒（或者寒热往来），口苦，目眩，脉弦者，小柴胡汤加减；伴有乏力明显，困倦，短气，舌淡红，薄白苔者，补中益气汤加减；伴有腰膝酸软，主观症状较多（女性围绝经期综合征），舌红，少苔，脉细者，滋水清肝饮加减。

典型病案

病案1：陈某，女，37岁。2012年11月17日就诊。反复头晕、头痛4月余，复发加重4天，如坐舟车，伴有心悸胸闷，腰痛，颈项酸软，无耳鸣，无恶心呕吐，二便调，舌红，苔薄白，脉弦。结婚多年未孕，既往有高血压病史。腹部B超示：多发卵巢囊肿。诊断：肾虚肝郁。处方：滋水清肝饮加减。药物组成：生地黄15g，萸肉15g，山药15g，茯苓15g，鸡血藤15g，白芍15g，柴胡10g，生甘草10g，天麻15g，丹参15g，牛膝15g，川杜仲15g，钩藤30g（后下）。10剂，每日1剂，水煎服。回访：患者服药后症状明显缓解，未复发。

此前患者因反复头晕曾在我院就诊，众医均予半夏白术天麻汤加减治疗，效果不理想。后延请李老诊治，考虑其眩晕为肾虚肝郁证，处方滋水清肝饮加减后治愈。

病案2：王某，女，68岁，籍贯哈尔滨。2013年4月11日初诊。头眩重、稍痛，反复2月余，伴有乏力，尿频，食欲一般，睡眠可。曾静脉滴注活血针剂治疗，未见明显效果。曾行头颅CT："未见异常"。舌略红，白苔，脉弦细。诊断：眩晕，肾虚肝郁证。处方：滋水清肝饮加减。药物组成：生地黄15g，山萸肉15g，怀山药 15g，茯苓 15g，柴胡 10g，白芍 15g，天麻 15g，麦芽 15g，蔓荆子 10g，芡实 15g，丹皮 15g，鸡血藤 15g，太子参 15g。3 剂，水煎服，日 1 剂。2013 年 4 月 15 日复诊：患者自诉服药后病去一半，因明天要回老家，恳请复诊。上症明显减轻，眼睛稍干涩，舌脉同前。处方：上方加菊花 15g，5 剂，水煎服，日 1 剂。电话随访：服药后上症继续好转。

病案 3：杨某，女，40 岁，2012 年 10 月 11 日初诊。患者半年前不明原因出现头晕，病情反复，曾服药 30 余剂，未见好转。现胸闷、气短、头晕，伴有恶心欲吐，无视物旋转，无耳鸣耳聋，无颈项强痛，睡眠可，食欲一般，大便成形或干，小便调，舌淡红，白苔，脉沉细无力。血压 96/70mmHg。诊断：眩晕，中气虚证。处方：补中益气汤加减。药物组成：黄芪 15g，白术 10g，陈皮 10g，升麻 5g，柴胡 5g，党参 15g，生甘草 10g，鸡血藤 15g，石菖蒲 5g。5 剂，日 1 剂，水煎服。2012 年 11 月 22 日回访：自诉服药后，诸症若消，未复发。

眩晕病因病机较多：一曰风眩，始见《内经》："诸风掉眩，皆属于肝。"明确了眩晕发病与肝之间的密切关系。孙思邈等均认为肝风引起眩晕。及至清代，医者每多从肝阳化风立论，如叶天士云："所谓眩晕者，非外来之邪，乃肝胆之风阳上冒耳。"陈修园《医学从众录》云："风非外来之风，指厥阴风木而言。"二曰痰眩，始见于《金匮要略》："心下有痰饮，胸胁支满，目眩。"张仲景并提出治疗痰饮的原则"病痰饮者，当以温药和之"。朱丹溪亦认为"无痰不作眩"。《济生方》等亦主张胖人停饮而眩。三曰火眩，金元时期，河间倡火热立论，认为由风火引起。王肯堂以为由火致眩。四曰虚眩，《灵枢·口问》云："上气不足，脑为之不满，耳为之苦鸣，头为之苦倾，目为之眩。"《灵枢·海论》云："髓海不足，则脑转耳鸣。"乃虚眩之理论源泉。明·张景岳强调"无虚不作眩"，认为："眩运一证，虚者居其八九，而兼火兼痰者不过十中一二。"但亦有人主张下虚上实而眩。五乃七情内伤、过劳、失眠等引起眩晕，亦是临床常见。虽病况繁多，只要详为辨证论治，即能收到应有的疗效。

　　如病案1、2，如非细心体会，用心揣摩，是不会达到如汤沃雪之效果的。再如病案3，既非风、火、痰的实证，亦非肝肾不足之虚候，辨证论治当有见微知著之能力，查其脉沉细无力，症见胸闷、气短等，系中气不足，方中党参黄芪益气，柴胡、升麻升提阳气，白术、陈皮化湿健脾，鸡血藤养血，石菖蒲开窍，诸药合用达到益气定眩之效。对于临床中经多方反复治疗未有进展者，当拓宽思路，穷究病源，胆大心细，"进与心谋，退与心谋"，方能中的。否则，将落"延医三年无方可用"之白。

临床常见因痰而起，喜用半夏白术天麻汤加减，乃为眩晕一线用药也，或拘泥于肝风成眩，用平肝息风之类，抑或清火而泄热，则恐本病非但不效，并且不无虚虚之弊！因此，临床必须牢牢把握辨证论治之精髓！

吴 灿

咳嗽治疗经验

咳嗽，再普通不过的一个病症，但治疗起来却不知难倒了多少医生。这样说，似乎有些人不信，若不是本人近日亲身经历，不会道出此言。本人自诩也读了几年书，内人咳嗽 1 周，咽干痛，痰黄，自己辨证上焦风热，服了 3 天银翘散加减，未见好转，仍咽干，夜间难睡。改方为清燥救肺汤加减后，咽干缓解，仍咳嗽，夜间及清晨明显，伴喘。辨证痰热咳嗽夹气虚，予白果、炙麻黄、款冬花、桑白皮、黄芩、川贝、麦冬、太子参之属，仍未见明显好转。无奈之余，请教恩师，恩师 3 剂止嗽散加减，上症明显好转。余欣喜之余，请教恩师，恩师只是诙谐地说了一句："喝了百白止嗽散，就可以跟咳嗽说'Bye bye'了。"

说到这儿，还是要谈到我们的教科书，书上说咳嗽是因邪犯肺系，肺失宣肃，肺气上逆所致的以咳嗽为主要症状的一组病证。它既是一个症状，又是独立的一种疾病。有声无痰为咳，有痰无声为嗽，有痰有声称为咳嗽。因痰、声多并见，故以咳嗽并称。临床上通常将以咳嗽为唯一症状或主要症状、时间超过 8 周、胸部 X 线检查无明显异常者称为不明原因慢性咳嗽，简称慢性咳嗽。现代医学认为，慢性咳嗽病因尚不完全明确，治疗上无针对性，导致患者反复就医。此类病症不论春夏秋冬，男女老少，均可发作。临床证型因个体、地域差异而有所不同。我跟随导师全国名老中医李成光教授临证发现，在海南当地以风痰型咳嗽最为常见。而李老总结多年临床经验，自拟经验方百白止嗽散，用于风痰咳嗽，疗效甚为满意。

李老总结风痰咳嗽中医辨证要点，其主症：①咳嗽；②痰少或无痰；③咽痒。次症：①咽干；②口干欲饮；③舌质红或边尖红；④苔少，脉浮细或浮。凡具备3项主症，并具有上述舌脉者，即辨证为风痰咳嗽证型。

中医学对慢性咳嗽有"久咳""久嗽""久咳嗽""内伤咳嗽"等多种不同表述。《医学三字经·咳嗽》认为："肺为气之主，诸气上逆于肺则呛而咳，是咳嗽不止于肺，而亦不离乎肺也。"慢性咳嗽病因病机甚为复杂，外感内伤皆可致咳，然详加审之则风痰乃为其久稽不愈之根源。

风有内外之别，外风自外受之，内风自内生之。肺为华盖，主呼吸，外邪入侵，首当其冲。正如《杂病源流犀烛》云："风邪袭人，不论何处感受，必内归于肺。"风邪袭肺，治不得法，邪易留恋；风性走窜，肝气有余，内风易动；同气相求，内外相引，外风可以引动内风，内风也可夹杂外风。风邪不在肺卫之表而深伏肺络，故疏风解表罔效且久咳难愈。治疗时当遵《素问·至真要大论》"疏其血气，令其调达，以致和平"及叶天士"久则邪正混处其中，草木不能见效，当以虫蚁疏逐"之训，以"虫蚁血中搜逐以攻通邪结"为指导，"每取虫蚁迅速飞走诸灵，俾飞者升，走者降，血无凝着，气可宣通，搜剔经络之风湿痰瘀莫如虫类"。故临证时当以逐风通络为要，注重运用虫类药物。如僵蚕辛咸平，入肝肺胃经，有祛风解痉、化痰散结之用。张仲景列专篇论述了痰饮咳嗽，《金匮要略》云："久咳数岁……其人本有支饮在胸中故也，治属饮家。"《伤寒论》云："伤寒表不解，心下有水气，干呕、发热而咳。"后世医家亦多有此论，《医门法律》云："咳嗽必因之痰饮，而五饮之中，独膈上支饮，最为咳嗽根底。外邪入而合之固嗽，即无外邪，而支饮渍入肺中，自足令人咳嗽不已。"均阐述了咳嗽与痰饮的密切关系，故慢性咳嗽治疗中治痰尤为重要。

李老熟读古医典籍，并结合多年临床经验，总结出百白止嗽散，其主方即为止嗽散加白僵蚕。止嗽散出自程钟龄的《医学心悟》，主治外感咳嗽，症见咳而咽痒，咯痰不爽，或微有恶风发热，舌苔薄白，脉浮缓。因其全方药性平和，对于多种咳嗽都有良效。方中桔梗苦辛微温，能宣通肺气，泻火散寒，治痰壅喘促，鼻塞咽痛。荆芥辛苦而温，芳香而散，散风湿，清头目，利咽喉，善治伤风头痛咳嗽。紫菀辛温润肺，苦温下气，补虚调中，消痰止渴，治寒热结气，咳逆上气。百部甘苦微温，能润肺，治肺热咳呛。白前辛甘微寒，长于下痰止嗽，治肺气盛实之咳嗽。陈皮调中快膈，导滞消痰。甘草炒用气温，补三焦元气而散表寒。所以程氏说："本方温润和平，不寒不热，既无攻击过当之虞，大有启门驱贼之势，是以客邪易散，肺气安宁，宜其投之有效欤！"全方兼顾疏风止咳化痰，而祛风之力较弱，对于典型风痰久咳患者疗效欠佳，故加白僵蚕以增强祛风化痰散结之效。故百白止嗽散全方药简而力专，只要辨证属风痰咳嗽的患者，均能收到很好的效果。

最后附上一首诗自勉：

临床经方固然好，照搬照抄可不要；
跟师总结知变通，临证加减显奇效。

闫海金

运用柴葛解肌汤经验

明代陶节庵之《伤寒六书》中载柴葛解肌汤一方，并说此方为阳明经而设。方中葛根配白芷、石膏，清透阳明之邪热；柴胡配黄芩，透解少阳之邪热；羌活发散太阳之风寒。如此配合，三阳兼治，后世常用于三阳合病之证。李成光名老中医临证中常用本方加减，治疗现代医学的不明原因高热、上呼吸道感染、鼻窦炎等辨证属于外感风寒入里化热或三阳合病之证，投之多效，举验于下。

验案1　卢某，男，8岁。2012年12月8日初诊。反复鼻流浊涕、头痛3年余，稍畏寒，无发热，无咳嗽，纳眠可，大小便正常，舌淡红，苔微黄，脉弦。考虑三阳合病，方拟柴葛解肌汤加减。柴胡8g，葛根8g，白芷8g，桔梗8g，黄芩8g，羌活5g，甘草5g，夏枯草10g，防风8g。上方连续服用7剂后症状缓解。

验案2　许某，女，51岁。2013年2月18日初诊。畏风、乍热、头痛20天，全身酸痛，纳食欠佳，无咳嗽，嗳气频繁，舌红，苔微黄稍厚，脉略弦。考虑为外感风寒，入里化热，予柴葛解肌汤辛凉解肌清热。具体药物如下：柴胡10g，葛根15g，白芷10g，桔梗10g，黄芩15g，羌活10g，甘草5g，防风10g，佩兰10g，石菖蒲5g，草果5g，半夏5g，神曲10g。3剂后症状明显减轻。后自行服用3剂巩固。

按：头为诸阳之会，太阳行头之后，少阳行头之侧，阳明行头之前。验案1患者反复流浊涕、头痛，从三阳合病辨证，予柴葛解肌汤加减而治愈。验案2根据患者症状考虑为外感风寒，久则郁而化热入里；另嗳气、纳差、舌苔微黄稍厚，考虑存在湿浊中阻，故用柴葛解肌汤辛凉解肌，清解郁热，并加佩兰、石菖蒲、草果、半夏燥湿运脾而收效。李老曾指出柴葛解肌汤温清并用，侧重于辛凉清热；表里同治，侧重于疏泄透散。方中葛根、柴胡为君，葛根味辛性凉，辛能外透肌热，凉能内清郁热；柴胡味辛性寒，既为"解肌要药"，且有疏畅气机之功，又可助葛根外透郁热。羌活辛温，气雄而散，味薄上升，宣散太阳之经气，以解表散邪；石膏辛寒，清热泻火，清肺胃实热。一辛温，一辛寒，解表清里并施，相辅相成，发汗不过汗，清里不郁闭。临证时，若无发热，可去石膏。

林婕

精于配伍，善用药对

药对是中医处方由单味向复合处方的过渡，具有优化药物组合的功效，其法则蕴含着丰富的中国古代哲学思想，在中医方剂配伍中占有重要地位。李老在其长期的临床实践过程中，细心体悟每味中药的性味归经，精心配伍，形成独具特色的药物配伍经验。其在辨证论治立法选方的基础上，注重药物的选择与配伍，名为用药，实为用对，或相须为用，或寒热相反，或升降相调，或动静结合；名为用对，实为用方，如栀子豉汤、水陆二仙丹、枳术丸、金铃子散、二至丸等。

1. 黄连配蒲公英

李老在临床当中治疗胃脘痛，证属肝胃不和者均用四逆散加此对药，疗效颇佳。国医大师朱良春云："贤章先生次公治疗胃溃疡，具小建中汤证者，恒以此汤加蒲公英30g，疗效甚高。"现代药理研究认为，蒲公英可以杀灭幽门螺杆菌。《本草新编》云："蒲公英亦泻胃火之药，但其气甚平，既能泻火，又不损土，可以长服久服而无碍。凡系阳明之火起者，俱可大剂服之，火退而胃气自生。"《本经疏证》云："黄连能除湿热，即是厚肠胃，然黄芩亦除湿热，何以不然？惟黄连苦寒而燥，黄芩虽苦而不燥矣，是以不得以厚肠胃属之。"

2. 黄连配苦参

苦参味苦性寒，归心、肝、胃、大肠、膀胱经。苦参清热燥湿、杀虫利尿，配合黄连厚肠燥湿，二者相须为用。李老在临床当中用于治疗结肠炎、肠易激综合征，证属肝脾不和，症见脐周隐痛不适，大便或干或溏，大便伴黏液者。

3. 淡豆豉配山栀子

最早出自汉·张仲景《伤寒论》栀子豉汤。用于治疗伤寒汗、吐、下后，虚烦不得眠，反复颠倒，心中懊恼者。《本草求真》说："烦属气，躁属热。仲景栀子豉汤用栀子以治肺烦，用香豉以治肾燥。又用栀子作吐药，以散膈上之邪。即经所谓高者因而越之是也。故栀子豉汤吐虚烦客热，瓜蒂散吐痰食宿食。"李老善用此药对治疗女性围绝经期综合征：身烦热，失眠少寐，烦躁易怒等症。

4. 佛手配木香

佛手、木香均为理气药，二药配合有疏肝和胃、行气止痛之功。李老治疗胃脘痛，证属脾胃不和，必用此对。

5. 川楝子配延胡索（金铃子散）

川楝子苦寒入肝经，疏肝气，泄肝火；延胡索辛苦性温入肝经，能行血中气滞以达行气活血止痛之功。对于胃脘部疼痛较重，而且治疗效果不明显者，常用此对药替代佛手配木香。此类患者常疼痛剧烈,疼痛时间较长,肝郁气滞化火,久病有入血络之势。还用于妇女痛经右胁胀痛、小腹胀痛及一身上下尽痛者。

6. 王不留行配白花蛇舌草

王不留行具有活血通经、消痈、利尿通淋之功,白花蛇舌草具有清热解毒、利尿通淋之功,二者结合逐邪外出,治疗急慢性前列腺炎、精囊炎,效果明显。瘀血明显者,再加琥珀冲服,效果更佳。

病案:患者祝某,男,27岁,籍贯四川。2012年11月15日因"夜尿频多,伴窘迫感2周"就诊。夜尿频多,窘迫,腰酸软,无尿痛,无浮肿,口干,舌红,微黄苔,脉弦细。辅助检查提示:前列腺炎。中医诊断:肾虚夹热。治法:补肾兼清热。处方:六味地黄丸加减。生地黄1,山茱萸1,茯苓1,泽泻1,怀山药1,丹皮1,白花蛇舌草2,牛膝1,桑螵蛸1,麦芽1,王不留行1,蒲公英2(以上均为颗粒冲剂,单位:包);配20剂。

患者2011上半年曾在李老处就诊,经治疗后复查治愈。因回四川工作后复发,在当地就诊未见明显好转,此次特到琼海求医。

7. 磁石配麦芽

磁石平肝潜阳,聪耳明目,《本草纲目》云其"治肾家诸病,而通耳明目"。但恐磁石碍胃伤脾,故配合麦芽疏肝气、健胃消食,一镇一疏,一沉一升,使耳窍开,食欲复。

8. 女贞子配旱莲草

女贞子采在冬至，旱莲收于夏至，二药合用，故名二至丸。因女贞子苦甘入肾，益肾滋阴，养阴明目性平清补；墨旱莲酸甘入肾，滋阴凉血；两者同用滋补肝肾之阴。凡属肾阴虚或肾阴虚夹热者，常用六味地黄丸加减治疗，用此药对代替山萸肉，因为山萸肉微温。

9. 首乌藤配合欢皮

《神农本草经》载合欢皮："安五脏，和心志，令人欢乐无忧。"二者均为养心安神药，配合使用养心安神，多用于失眠多梦、抑郁不欢、心神不宁者，亦常用于脾胃疾病夜卧不安者。

10. 鸡血藤、海风藤、络石藤配土鳖虫

又叫"三藤一虫汤"，配合宣痹汤化裁成自拟方清热祛痹汤，用于治疗证属风湿热痹者。

病案：吴某，男，26岁。2012年12月15日因"反复右踝关节疼痛3年余，加重1周"就诊。现右踝关节及右第一跖趾关节红肿疼痛，平素易肠胃不适，饮食一般，二便调，舌边尖红，苔薄白，脉弦略数。既往有"痛风"病史。中医诊断：风湿热痹。治法：祛风除湿，清热止痛。处方：宣痹散合三藤一虫汤加减。苦杏仁10g，连翘15g，姜黄10g，防风10g，桑寄生30g，秦艽10g，鸡血藤30g，海风藤15g，络石藤15 g，土鳖虫10g，牛膝

15g，川木瓜 10g，薏苡仁 30g，怀山药 15 g。10 剂口服。药后症状明显缓解。患者甚喜，但因在香港上班，故托其亲戚代诉，并要求处方 30 剂，送往香港继续治疗。

11. 枳壳配白术

最早见于《金匮要略·水气病脉证并治第十四》第 32 条："心下坚，大如盘，边如旋盘，水饮所作，枳术汤主之。"治疗脾虚气滞的气分病证。后有李东垣的《脾胃论》枳术丸用于治痞证，消食强胃。李老在临床中治疗肝胃不和、肝脾不和、脾虚肝郁诸证均加之。

12. 白术配防风

见于《丹溪心法》的痛泻药方。防风具有升散之性，与术、芍相伍，辛能散肝郁，香能舒脾气，且有燥湿以助止泻之功，又为脾经引经之药。李老常用于肠鸣、大便伴黏液者。

13. 干姜配黄芩或黄连

见于《伤寒论》三泻心汤，辛开苦降，寒热并进，治疗痞证。由泻心汤悟出，用姜芩配合山楂炭、车前子，制成姜芩山子汤治疗婴幼儿腹泻，效果明显。

李老临床常告诫："临证用药，要有画龙点睛之妙，不可画蛇添足之弊。""用药如用兵，兵贵神速，药贵精专。"通过药对的配伍，可使处方更加精当，补而不滞，攻而不伐，温而不燥，寒而不凝。

吴灿

论当归与鸡血藤

当归、鸡血藤在古代文献资料中均记载既能"补血"又具有"活血"之功。《景岳全书·本草正》载："当归，其味甘而重，故专能补血；其气轻而辛，故又能行血。补中有动，行中有补，诚血中之气药，亦血中之圣药也。"《本草纲目》引李杲语："（当归）头，止血而上行；身，养血而中守；梢，破血而下流；全，活血而不走。"《本草纲目拾遗》曰："鸡血藤，大补气血，与老人妇女更为得益。"《现代实用中药》载鸡血藤："为强壮性之补血药，适用于贫血性之神经麻痹证，如肢体及腰膝疼痛、麻木不仁等。又用于妇女月经不调、月经闭止等。有活血镇痛之效。"

2005年版《中华人民共和国药典》认为，当归，甘、辛，温，归肝、心、脾经，补血活血、调经止痛、润肠通便，用于血虚萎黄、眩晕心悸、月经不调、经闭痛经、虚寒腹痛、肠燥便秘、风湿痹痛、跌仆损伤、痈疽疮疡；酒当归活血通经，用于经闭痛经、风湿痹痛、跌仆损伤。鸡血藤，苦、甘，温，归肝、肾经，补血、活血、通络，用于月经不调、血虚萎黄、麻木瘫痪、风湿痹痛。

现代药理研究显示，当归煎剂及鸡血藤所含铁质均有明显促进红细胞生成、提高血红蛋白含量的作用，当归多糖还能促进骨髓造血功能，说明二药具有明显的"补血"作用；同时，当归和鸡血藤均能增加冠脉血流量、抑制血小板聚集、增强纤维蛋白溶解，因而具有明显的"活血"作用。

当归和鸡血藤均能补血又能活血，均可用于月经不调、经闭痛经、风湿痹痛，临床多用于妇女血虚、血瘀，或既血虚又血瘀所致诸证，尤以月经不调为主。两者性味、功效都极相似，但当归以补血功效为主，重在补血；鸡血藤活血之功大于补血之功，重在活血通络。

李老临证对于月经不调、痤疮、痹证、不寐、心悸、胁痛、喘证、眩晕等都有选用含当归之方。如辨证为肝经气滞或肝郁脾虚之月经不调、乳腺增生或乳腺瘤、卵巢囊肿、痤疮、不寐等，常以逍遥散加减；肝肾亏虚之痹证，常以独活寄生汤加减；血虚寒厥，常以当归四逆汤加减；心气阴两虚之不寐、心悸，常以天王补心丹加减；肾虚肝郁之不寐，则常以滋水清肝饮加减；脾肾两虚之喘证，常以金水六君煎加减；肝阴虚之胁痛，常以一贯煎加减；中气亏虚之眩晕，常以补中益气汤加减。

南方多为岭南湿热气候，尤其是海南，地处亚热带、热带，湿热气候更是明显，人体质多偏热，易患咽痛之疾。李老临证发现患者用当归之后易出现咽痛等热证，故知当归味辛，偏温燥，后发现鸡血藤性味、功效均与当归相似，但却无当归燥热之弊，故临证常以鸡血藤代替当归。

在诸多病证中,除非患者存在明显寒象或气血亏虚之象,如血虚寒厥之痹证、脾肾两虚之喘证及中气亏虚之眩晕,则用当归原药,或是当归和鸡血藤合用,其余病证处方中多不用当归,而以鸡血藤替代。

王 欢

论蝉蜕

蝉蜕，全形似蝉而中空，为蝉科昆虫黑蚱的幼虫羽化时脱落的皮壳，别名为蝉退、蝉衣、虫蜕、蝉壳、蚱蟟皮、知了皮、金牛儿、虫衣，在夏、秋二季收集，除去泥沙，晒干而成。味甘，性寒，归肺、肝经。汪昂在《本草备要》中云："轻，散风热。蝉乃土木余气所化，饮风露而不食。其气清虚而味甘寒，故除风热；其体轻浮，故发痘疹；其性善蜕，故退目翳，催生下胞；其蜕为壳，故治皮肤疮疡隐疹（与薄荷等分，为末，酒调服）；其声清响，故治中风失音；又昼鸣夜息，故止小儿夜啼。"通过多年临床体会，李老归纳其功效主要有六点：通鼻止痒，利咽开音，开窍，明目，祛风，止啼。

通鼻止痒：由于蝉蜕轻，能散风热，归肺经，可通鼻止痒。用于外感风热致鼻塞、鼻痒之症，常与金银花、薄荷相须为用。

利咽开音：按汪昂话说，"其声清响，故治中风失音"，临床用于风热上扰所致声嘶，常与木蝴蝶、桔梗相须为用。

开窍：因其形似蝉而中空，故可开窍。用于各种类型的耳鸣，常与丹参、葛根、石菖蒲相须为用。

明目：与其散风热功效相关，用于风热所致的眼红、眼眵多等症。常与菊花、夏枯草相须为用。

祛风： 蝉蜕既能祛外风止痒，用于风疹瘙痒，又能息内风、平肝风，用于小儿不自主眨眼。常与天麻、钩藤相须为用。

止啼： 汪昂云其"昼鸣夜息，故止小儿夜啼"。用于小儿夜闹或烦躁，常与钩藤相须为用，或配合灯心草。

王 欢